江部康二の糖質制限革命

医療、健康、食、そして社会のパラダイムシフト

高雄病院理事長
江部康二 Ebe Koji

東洋経済新報社

目次　江部康二の糖質制限革命

第2章 糖尿病など生活習慣病の治療と予防……039

第3章 がん、心疾患、肺炎、脳血管疾患の予防効果

第5章 正しい知識で糖質制限食への誤解を解く……127

Q：糖質を減らしすぎると体に悪いって本当？……128
A：カロリー不足のせいなのに糖質不足のせいだと勘違いしているだけです。

Q：「脳はブドウ糖しか使えない」と栄養士に聞きましたが、糖質制限食は大丈夫なのでしょうか？……130
A：完全に誤解です。脳はブドウ糖のほかにケトン体も使えます。

Q：「たんぱく質や脂質でも血糖値は上がるから、糖質だけ減らしてもあまり意味がない」と栄養士から聞きましたが？……134
A：間違った古い常識からくる誤解です。

Q：糖質制限食でひどくやせてしまいました。どうすればいいでしょう。……136
A：食事のカロリーが低すぎるのかもしれません。

Q：糖質制限食を実行しているのにやせません。どうすればいいでしょうか。……139

A：倹約遺伝子を持つ人は、カロリーを控えめにすれば大丈夫です。
Q：糖質を制限してからイライラするようになりました。…… 141
A：炭水化物依存症の可能性があります。
Q：糖質制限食をするには、ビタミンやミネラルのサプリメントが必要なのでしょうか。…… 143
A：高雄病院式の糖質制限食にはサプリメントはいりません。
Q：健康産業の教えている糖質制限食は、健康面で安全なのでしょうか？…… 145
A：糖質制限食と同時に低脂肪食を行う点には、少し危険性があります。
Q：ケトン食って何ですか？ 健康によいのでしょうか？…… 147
A：普通の人は糖質制限食で充分です。
Q：ケトン体って何？…… 149
A：ケトン体は人のメインエネルギーです。
Q：ケトン食でがんは治るのでしょうか？…… 151
A：まだ研究中の段階ですが、私は有望だと考えています。
Q：定期検診では糖尿病予備軍は見つからないって本当ですか？どうやれば、早く予備軍を発見できますか。…… 154

A：隠れ境界型を尿糖検査で発見する方法があります。
Q：スタチン剤で血糖値は上がる？……156
A：スタチン剤には糖尿病のリスクがあります。
Q：食物繊維は本当に栄養がないの？……157
A：食物繊維は大腸のエネルギー源になります。
Q：SGLT2阻害剤を飲めば糖質を自由に食べてもいい？……158
A：糖質を自由に食べていいわけではありません。
Q：昔から米を食べていたのに、なぜ生活習慣病は最近になって増えたの？……160
A：現代になって、「糖質のとりすぎ」だけでなく「運動不足」が加わるようになったため生活習慣病が増えたと考えられます。

第6章 糖質制限食で社会は大きく変わる……163

糖質制限食で社会が変わる……164
変わり始めた日本糖尿病学会の主流派……167

序章

糖質制限のインパクト

糖質制限は予防医学の切り札

糖質制限食が広まりつつあり、非常に喜ばしいことです。なぜなら、糖質制限には社会にとって非常に大きなプラスの変化をもたらす可能性があるからです。

糖質制限食は予防医学の切り札となります。

今の社会で増えているほとんどの病気の予防が、糖質制限食によりカバーできます。病気になってから治すより、初めから病気にならないほうがよいに決まっています。ですが、現代の医学は治すほうは発展したものの、残念ながら、病気を防ぐほうはおろそかにしてきています。

今の社会に増えている病気の多くは生活習慣に原因があるといわれています。「食事を変えなさい」とか、「運動しなさい」と健康診断のたびに指導されるのは、生活習慣を変えて病気を予防するためです。

しかし、これまでの指導ではあまり効果がありませんでした。

もちろん、指導が無意味だったわけではないのですが、生活習慣病を防ぐ根本的なポイントを押さえていなかったからです。

根本的なポイントとは何か。

今の豊かな食生活からくる、糖質の多すぎる食事です。これを変えない限り、生活習慣病はなくなりません。

なぜなら、生活習慣病のほとんどが、糖質のとりすぎによって起こるからです。

逆にいえば、糖質制限食が広まることで、生活習慣病が予防できるということなのです。

人の身体は糖質制限で生きるように出来ている

本来、糖質制限食は人間にとって健康食です。

人類が誕生したのは約七〇〇万年前といわれていて、それから一万年前までは狩猟採集時代が続いていました。

この七〇〇万年間の人類の食事内容については、よくわからないところもありますが、少なくとも穀物がなかったことだけは間違いありません。

つまり、極めて糖質の少ない食生活だったわけです。この七〇〇万年の間、私たちの祖先の身体は、糖質の少ない生活で生き残るように、少しずつ機能を整えていきました。

そうして出来上がったのが、今の人間の身体です。

つまり、そもそも人間の身体は、糖質制限食に適合しているわけです。

ところが、一万年前に食生活が激変しました。麦や米などの穀物の栽培が始まったからです。

穀物は効率よく安定してカロリーを手に入れるためには有利でした。人類全体に穀物栽培が広まり、食事のカロリーの六〇%が糖質という食生活へと変わりました。

しかし、人の身体にとっては矛盾していたのです。

なぜなら、既に人の身体は糖質制限に合うように出来上がってしまっていたからです。

約七〇〇万年もかけて出来た、糖質を食べなくてもいい身体。

ほんの一万年前に始まった、糖質六〇%の食習慣。

この二つの間の矛盾が、今の生活習慣病の根本的な原因なのです。

広い予防効果

糖質制限食の生活習慣病に対する予防効果には、様々なレベルのものがあります。
①最初から病気にならないようにする予防。

②ある程度の病気にはなっているけれど、本格的な症状が出ないようにする予防。
③既に発症しているけれど悪化を防ぐこと。
このように、生活習慣病に関する広いレベルで、予防が期待できます。

最もわかりやすい例が、糖尿病の予防でしょう。

糖尿病の診断では、正常型、境界型、糖尿病型の三つの段階に分けられます。

正常型はもちろん、糖尿病ではない人のことで、高血糖がありません。

境界型とはいわゆる予備軍の人で、糖尿病型ではないものの、ある程度の高血糖があります。将来、糖尿病になる危険性の高い人です。

糖尿病型とは危険なレベルの高血糖の人で、様々な合併症のリスクがあります。

まず、正常型の人が日常で糖質制限食をしていれば予備軍になることを防げます。もちろん、糖尿病になることもありません。

次に、予備軍の人が糖質制限食を始めれば、糖尿病型になることを防げます。さらに、かなりの確率で血糖値が正常型に改善します。

ちなみに、新潟労災病院の前川智先生の研究によれば、予備軍の人が一年間にわたり緩やかな糖質制限食を続けた結果、悪化して糖尿病型になった人はゼロ、非常に改善して正常型になった人は六割以上だったそうです。

そして、糖尿病型の人が糖質制限食を始めれば、それを続ける限り、かなりの確率で合併症を防げます。糖尿病そのものは治らなくても、血糖値は正常を維持し続け、健康体とまったく同じ日常生活が可能になります。

健康を維持する。発症を止める。悪化を防ぐ。

このような三つのレベルの予防効果を発揮するわけです。

糖尿病の例でわかるように、糖質制限食は病気に対して非常に広い予防効果が期待できるのです。

アルツハイマー病やがんにも糖質過剰は悪い

糖質のとりすぎは、本当に多くの病気に悪影響を与えています。今の日本社会で「なりたくない嫌な病気」と思われているものには、ほとんど糖質が関係しているといっても過言ではないでしょう。

例えば、認知症の一つである、アルツハイマー病も糖質のとりすぎが関連しています。

糖尿病の患者さんで、治療のためにインスリン注射をしている人は、普通の人と比べて、約四倍もアルツハイマー病が多いことが分かっています。

つまり、インスリンが多いとアルツハイマー病になりやすいのです。

これは、世界的に有名な「ロッテルダム研究」と呼ばれている論文の結論です。糖質をとると血糖値が上がり、インスリンが出ます。そして、糖質をたくさん食べれば食べるほど、血糖値はより高くなり、より多くのインスリンが出るのです。するとと、糖質をとりすぎるほど、インスリンが多く出て、アルツハイマー病になりやすくなるわけです。

このことについては、「ロッテルダム研究」のほかにも、日本の「久山町研究」など世界的に有名な数々の研究で証明されている事実です。

また、糖質のとりすぎは、がんにも悪影響があると考えられています。

インスリン注射をしている糖尿人（糖尿病を患っている人）は、メトグルコ（血糖値を下げる薬）で治療している糖尿人に比べてがんのリスクが一・九倍というカナダの研究もあります。一万三〇九名の糖尿病患者の研究成果です。

がんに関しては、今のところ、糖質のとりすぎとの関連を完全に証明されているわけではないのですが、理論的には、糖質のとりすぎが悪影響を与えている可能性が高いとされているのです。

さらに糖質制限食は浸透していく

日本社会で、これからますます糖質制限は当たり前になっていくでしょう。誤ったやり方さえしなければ、糖質制限食で健康度が増しますから、この食事の考え方が広がっていくことは間違いありません。

ただ、糖質を減らすという考え方についていけるかどうかは、一人ひとりによって違ってくるだろうとは思います。

ある程度、糖質制限の理論についてご自分で判断する意志のある人なら、マスコミなどの報道や本などの情報を参考にして、積極的に糖質制限を始めるでしょう。

けれど、今までの食習慣からなかなか離れられない人もいるでしょう。「ご飯が食べられないのは、私にはダメ」とか、「麺類が好きで」など、ご自分の嗜好を変えられずに、糖質制限に不向きだという人も、ある一定の割合で残るでしょう。

しかし、日本社会全体で見れば、着実に糖質制限の考え方は食習慣や文化のなかに浸透していくはずです。

ＮＨＫによれば（二〇一六年）、糖質制限食の社会への浸透による経済効果は既に三〇〇〇億円を超えているそうです。

これからは、糖質制限食がますます大きな変化をもたらすことになるでしょう。普及が進んで、生活習慣病の予防効果が本格的に出るようになれば、日本の医療費を、一兆円を超える規模で削減できるはずです。

糖質制限食で日本社会に明るい未来がやってくるまで、もう少しです。

日本の医学界は、二〇一三年一〇月の米国糖尿病学会の「栄養療法に関する表明」での容認を機に、糖質制限の否定から肯定へと態度を変えつつある段階にあります。

また、一般社会ではこうした医学の世界とは別に、マスコミが糖質オフダイエットのブームを取り上げたことなどにより、やはり糖質制限食が注目されました。そうしたなかで、糖質制限食を実践した人の成功体験談が周囲に広がり、確実に糖質制限の有効性は認識されるようになっています。

ただ、その一方で、糖質制限の失敗談もあります。そのほとんどが、間違った知識による間違ったやり方で失敗しています。今後は、正しい糖質制限の知識をもっと周知徹底することが必要な時代になるでしょう。

正しいやり方で糖質制限を行えば、確実に健康増進に役立ちます。そして、日本社会全体を明るくしていくでしょう。

この本では、糖質制限食に関する現状での正しい知識を整理し、今後の展望について考えています。

生活習慣病の予防による兆単位の医療費削減を含めて、糖質制限食には日本社会を変えるほどの大きな可能性があることを、きっと、理解していただけると思っています。

第1章

正しい糖質制限食が医療費を削減する

日本の医療費を削減する

私が『主食を抜けば糖尿病は良くなる！――糖質制限食のすすめ』（東洋経済新報社）を出版したのが二〇〇五年でした。日本で初めて糖質制限食を紹介した本でしたが、当時と比べると、糖質制限についての世の中の理解が随分と変わりました。

一二年前、あの本を読んだほとんどの人は、「米やパンを食べないなんて食事じゃない」といっていたものです。糖尿病の人でさえ、「主食を抜いても糖尿病がよくなるわけない」と思い込んでいるのが普通でした。

それが今では、糖尿病の人にとって糖質制限食は常識になっていますし、糖尿病ではない人でさえ「糖質オフはダイエットによい」ということが常識化しています。

「ああ、やっとここまで来たな」と、私としては隔世の感があります。

もう、糖質制限食は一時のブームではありません。

科学的な論争の決着はつきました。糖質制限食の有効性と安全性は証明されたのです。

今や糖質制限食は、かつて反対していた日本糖尿病学会の主流派さえ認めざるを得ない、科学的な根拠のある有力な治療食として、常識となりつつあります。

もっとも、日本のマスコミではまだ少し誤解があるようで、ときどき、糖質制限食の有効性と安全性について根拠のない反論をする人がテレビや雑誌などに登場します。けれど、そうした反論をしている人は、かつてのような糖尿病学会の重鎮ではありません。ほとんどが糖尿病を専門としていない、不勉強な人たちばかりです。

今や、糖尿病学会の主流派さえ、糖質制限食の有効性と安全性を否定できない時代となっているのです（169ページ）。

やがて、日本のマスコミもこの事実に少しずつ気づくのでしょう。

そして、糖質制限食はもっと広がっていくでしょう。

なぜなら、糖質制限食には糖尿病の治療食や、肥満対策のダイエット食としての効果だけではなく、もっと大きな有効性があるからです。

それが生活習慣病の予防効果です。私は糖質制限食がもっと一般の人に広がっていけばいいなと考えています。糖質制限食の予防効果により、生活習慣病が減るからです。

このことには、実に様々な大きなメリットがあります。

そのメリットの第一は医療費の削減効果です。

現在、日本社会は急速な高齢化に伴って、医療費の増大に苦しんでいます。もし、生活習慣病を減らすことができれば、医療費も大きく削減できるわけです。

まず、お話を糖尿病だけに限定して考えてみましょう。

糖質制限食によって高血糖を防ぐことは証明されていますし、理論的に考えて、これにより糖尿病の合併症は激減するはずです。

そして、糖尿病の合併症を予防すると、莫大な医療費の削減効果が期待できます。

例えば、現在、糖尿病の合併症により一年間に一万六〇〇〇人が新たに人工透析を必要とするようになっています（34ページ）。さらに、同じく糖尿病の合併症によって年間三〇〇〇人が失明し、三〇〇〇人が合併症による足の切断を余儀なくされているのです。

糖質制限食が浸透すれば、将来的にこれらの合併症はほとんどが防げる可能性が高いのです。現在、約三二万人が人工透析を行っていて、年間の費用が約一兆六〇〇〇億円かかっているのですが、そのうち三分の一以上が糖尿病の合併症です。

もし、糖質制限食で糖尿病性腎症をすべて予防すれば、後述するように、人工透析にかかっている費用の三分の一以上にあたる、六〇〇〇億円という大きな医療費をやがて削減できることになるわけです（34ページ）。

このほか、同様に合併症である、糖尿病網膜症、神経障害も糖質制限食で予防できますから、この面でも医療費は削れることになります。

しかも、糖質制限食は基本的に、薬剤を使わないで血糖値を下げますから、現在の糖尿病治療で使われている各種の薬剤もほとんど不要になるのです。

私の治療現場での実感では、糖質制限食を導入する以前に比べて、糖質制限食を実践してからの薬剤は、費用も量も約三分の一に激減しています。

このまま糖尿病治療において糖質制限食が広まっていって、ほぼ全員が実践するようになれば、日本全体で糖尿病の治療に必要な薬代が三分の一に激減するわけです。

これは非常に大きな金額の削減になります。このように、糖質制限食による医療費の削減は、糖尿病治療に限っても莫大な金額になるのです。

予防効果を考えると、医療費削減の可能性は、それだけではありません。

糖質制限食を実行すれば、現在の日本で「四大死因」と呼ばれている病気にも予防効果が期待できます。四大死因とは、がん、心疾患、肺炎、脳血管疾患のことです。

こうした死につながる病気を予防して減らせば、その分だけ医療費を削減することにもなるわけです。

さらに、糖尿病に関連するほかの病気の予防にもなります。糖尿病予備軍であるメタボ、肥満、そして肥満とかかわりの深い高血圧、脂質異常症なども、糖質制限食によって予防が期待できるのです。すると、高血圧、脂質異常症などの薬も不要になり、莫大な医療費を削減することになります。

糖質制限食の効果は、まだまだほかにもあります。がんやアルツハイマー病から、アトピー性皮膚炎や花粉症などのアレルギー疾患、さらには潰瘍《かいよう》性大腸炎のような難病まで、病《やまい》の全体に幅広く、糖質制限食は治療と予防効果を発揮します。

それらによる医療費の削減はどれほど巨大な金額になるのか、簡単には計算するのが難しいほどでしょう。このように、医療経済の観点からも、ぜひ、糖質制限食による生活習慣病の予防を進めるべきだと思われるのです。医療費の増大で苦しむ日本社会は、糖質制限食の普及によって、経済的に救われるかもしれません。

この章では、糖質制限食により将来的にどれくらいの医療費が削減できるか、展望してみたいと思います。

糖質制限食の予防効果は既に現れている

実は、糖質制限食の糖尿病、および糖尿病予備軍に対する予防については、早くも効果が出始めています。

五年ごとに行われている厚生労働省の国民健康・栄養調査によれば、糖尿病の推定患者数は二〇〇二年には七四〇万人、二〇〇七年には八九〇万人と、一五〇万人も急増してい

厚生労働省・国民栄養の現状

――三大栄養素（たんぱく質・脂質・炭水化物）の摂取熱量比率推移をもとに作図

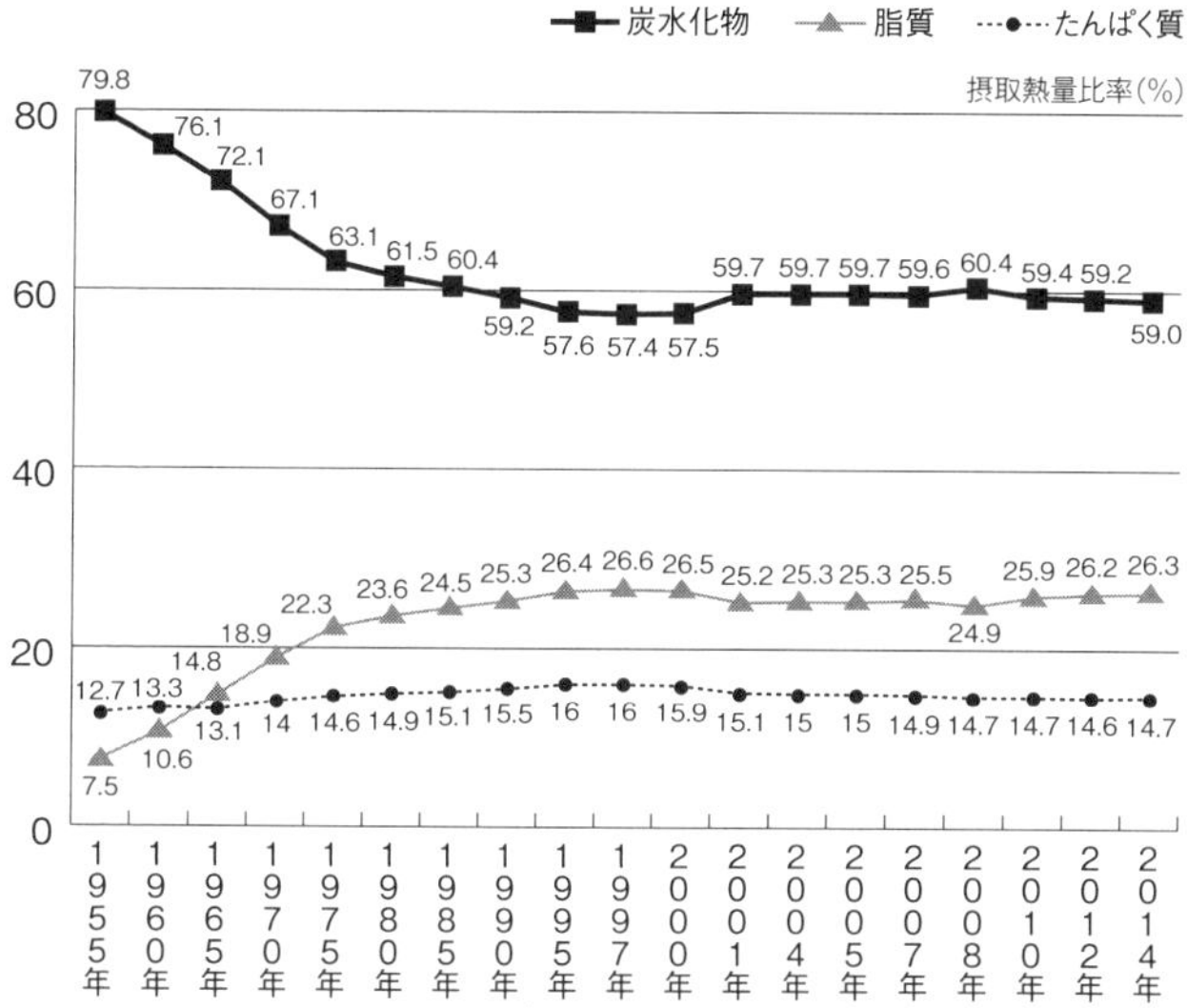

●上記のように日本人の炭水化物摂取比率は、2008 年（60.4%）→2010 年（59.4%）→2012 年（59.2%）→2014 年（59.0%）と減少を続ける（注１）。
逆に脂質摂取比率は、2008 年（24.9%）→2010 年（25.9%）→2012 年（26.2%）→2014 年（26.3%）と増加。

●糖尿病患者数の増加率は、2002 年（740 万人）から 2007 年（890 万人）までの５年間で 20%（150 万人）だったのが、2007 年（890 万人）から 2012 年（950 万人）の５年間は 6.7%（60 万人）と大幅に低下（注２）。

●糖尿病予備軍は、2007 年の約 1320 万人から 2012 年の約 1100 万人と５年間で約 220 万人減少（国民健康・栄養調査が始まって以来、初めての減少）。

厚生労働省「2012 年国民健康・栄養調査結果」

（注１）2005 年に江部が『主食を抜けば糖尿病は良くなる！』を刊行し糖質制限食を初めて全国に紹介（172 ページ）したことも影響していると考えられる。

（注２）2000 ～ 2012 年まで日本の人口は約１億 2000 万人で大きな変化なし。高齢化進行なので本来糖尿病は増加しやすい状況にあった。

ます。ところが、二〇一二年は九五〇万人ですから六〇万人の増加であり、増え方が激減しています。

つまり、このデータからは、予備軍から本格的な糖尿病を発症してしまった人が、以前に比べて、半数以下になったという事実が読み取れます。

しかも、糖尿病予備軍を見ると二〇〇七年から二〇一二年にかけ二二〇万人も減少しています。これは調査が始まって以来初の快挙です。

この期間、前ページのグラフのとおり、実は日本の食生活における糖質の摂取割合が減少しているのです。同調査によれば、二〇〇八年と二〇一〇年を比較すると、それ以前は増加を続けていた糖質の摂取割合が一三年ぶりに一％減少し、脂質の摂取比率が一％増加していて、これが糖尿病や予備軍の増加を予防したのかもしれません。

つまり、食事の糖質が減ったので予備軍が少なくなり、予備軍から糖尿病の発症へと移行する人も少なくなった可能性があるのです。

私が『主食を抜けば糖尿病は良くなる！——糖質制限食のすすめ』という本で糖質制限食を初めてご紹介したのは二〇〇五年のことで、それからは糖質制限食が少しずつ普及していきました。また、マスコミの力もあり、糖質制限がブームのようになりましたが、このことも糖質摂取を減らすのに役立ったでしょう。

糖質摂取量を減らすことで、糖尿病や予備軍の増加に歯止めがかかり、予防についてプラスに働いた可能性があるわけです。

証明され始めた予防効果

二〇一五年に国立がんセンターが発表したＪＰＨＣ研究では、炭水化物が多くてたんぱく質と脂質を少なくとる女性ほど二型糖尿病（一型と二型については43ページ参照）の発症リスクが高く、炭水化物が少なくて動物性たんぱく質と脂質の多い人では男女ともに二型糖尿病の発症リスクが低いとされました。

これは、日本人における糖質制限食の糖尿病に対する予防効果を証明する意味を持っています。

また、アメリカでは、一九九〇年から二〇一〇年までの二〇年間で、糖尿病合併症が激減しており、特に心筋梗塞は六〇％以上も減っていることが分かりました。合併症による脳卒中や下肢切断も五〇％以上減っているのです。

この間、米国糖尿病学会（ＡＤＡ）では一九九四年から治療食の炭水化物と脂質の割合を固定しなくなり、一九九三年からは糖質量をカウントして減らす方向へ指導する糖質管理食が広まりました。その後アメリカでは糖質摂取比率四〇％くらいの緩やかな糖質制限食が一般的となっていきました。そして、二〇一三年からは糖質制限食を厳格なものも含めて正式に治療食として認めています。

実は一九九〇年からの二〇年間で、アメリカの糖尿病患者数そのものは増えています。そして健常な米国成人の糖質摂取比率は約五〇％です。つまり糖質摂取比率約五〇％で糖尿病を発症した米国人は、発症したら医師から約四〇％にするように指導されるわけです。このようにアメリカにおける糖尿病治療食について糖質の量は減り、それにより合併症の激減は実現されたと考えられるのです。

ちなみに、糖質摂取比率約六〇％で糖尿病を発症し、発症後も同様の糖質摂取比率を指導される同時期の日本社会では、合併症はほとんど減っていないと思われます。

実は、日本社会における合併症については厚生労働省からの正式な発表がないため、確認はできないのですが、日本糖尿病学会の「熊本宣言二〇一三」によりますと、先ほども述べた通り、「糖尿病腎症による人工透析が一万六〇〇〇人、糖尿病網膜症の失明が三〇〇〇人、糖尿病足病変による切断が三〇〇〇人、糖尿病合併症で苦しむ患者さんの数は今なお減少していない」と記載されています。

日米のこの差は、アメリカが早くから糖質を減らそうとしていたのに対し、日本での糖質制限食の普及はここ五年、一部の先進的な医師や民間ではようやく軌道に乗っていますが、日本糖尿病学会の標準的な治療食（高糖質食）が非常に遅れていることによると思われます。

日米における、薬物治療の効果については、さすがにそんなに差はないと思いますので、合併症発生頻度の差は、主として糖質摂取比率が多いか少ないかの問題と考えられます。

ともあれ、少なくともアメリカにおいては、糖質制限による合併症の予防は現実となっていることが明白になっているのです。

このように、糖質制限食には予防効果が見込まれます。つまり、糖質制限食の普及により、アメリカではすでに糖尿病関連の病気に対する医療費を削減したことになるのです。

糖質制限食は生活習慣病の予防になる。この事実は医療費を大きく削減する利点も持っていると、ぜひ、認識してほしいものです。

糖尿病関連の薬剤の削減効果は一三三〇億円？

では、現実にどのくらいの医療費削減になるのか、大まかなアウトラインについて試算してみます。

まず、現在の医療現場で、糖尿病の治療にどんな種類の薬剤が使われているのか、確認していきます。糖尿病の治療薬には、七種類の内服薬と二種類の注射薬があります。

七種の内服薬を列挙します。

①ＳＵ剤（アマリールなど）。昔からある薬で、インスリンを無理やり出させる薬剤で、糖尿病の人の弱ったすい臓を鞭《むち》打つ側面があり、近年では使用量が減っています。

②速効性インスリン分泌促進薬（グルファストなど）。

③ビグアナイド薬（メトグルコなど）。これも昔からある薬ですが、こちらのほうはむしろ見直されていて、使用量は減っていません。

④インスリン抵抗性改善薬（アクトスなど）。

⑤α‐ＧＩ薬（グルコバイ、ベイスン、セイブルなど）。

⑥ＤＰＰ‐４阻害薬（ジャヌビア、ネシーナなど）。インクレチン関連薬。

⑦ＳＧＬＴ‐２阻害薬（スーグラ、フォシーガなど）。余分の糖を尿から出させる薬剤。

次に、注射薬は次の二つです。

①インスリン注射薬

②インクレチン注射薬

現在の日本でこれらの薬剤がどのくらい使われているのか調べてみたところ、合計で約二〇〇〇億円になるようです。

もし、すべての医療機関で糖質制限食を患者さんに指導したとすると、薬剤の必要量が約三分の一に激減すると期待できます。

すると、単純計算で薬剤にかかる費用は約六七〇億円になりますから、約一三三〇億円の医療費削減になるわけです。

糖尿病の薬剤だけに限っても、これだけ巨額の削減になるのです。糖質制限食が日本の財政にも貢献する可能性があると、実感できる数字ではないでしょうか。

人工透析が必要な人が大幅に減る

次に、糖尿病の合併症に対する予防効果について、実例を挙げながらお話しします。

糖尿病の三大合併症といわれているのが、腎症、網膜症、神経障害の三つです。これらの合併症はいずれも、人体の細小血管の障害によるものです。

ところが、糖尿病の人でも糖質制限食を実践していると、血管の障害につながる高血糖が起こりませんから、理論上、合併症の予防になるはずです。

実際、私の指導してきた患者さんでは、合併症ではない人が合併症になった例は極めて少ないですし、合併症だった人が改善した例も珍しくありません。

このことによる医療費の削減は非常に大きいはずです。

腎症について例をとりましょう。

腎症が悪化すると人工透析が必要になります。日本では二〇一四年に三万八三二七人が新しく人工透析を始めていますが、そのうち、一万五八〇九人が糖尿病腎症によるものです（その後、さらに増加していると推定される）。割合にして四一％になり、人工透析の原因として第一位です。

人工透析には一人当たり年間で五〇〇万円の費用がかかります（全額が公的負担）。もし、約一万六〇〇〇人の糖尿病腎症による人工透析をすべて予防したとすると、年間で約八〇〇億円の医療費削減になるわけです。

そして、長期的には糖尿病腎症による人工透析はゼロになります。現在は糖尿病腎症による人工透析は約一二万人で、その費用の総計は六〇〇〇億円に上ります。このすべてが削減されるのです。

同様の削減が網膜症や神経障害の予防でも期待できます。

網膜症の場合、失明に至ります。糖尿病合併症による失明は年間に三〇〇〇人ほどに上ります。目が見えなくなる患者さんの苦痛は非常に大きいだけでなく、社会全体としても非常に大きな損失を被っています。

また、神経障害が悪化すると足の壊疽《えそ》が起こり、切断しなくてはなりません。年間に切断手術が必要となる人が三〇〇〇人といわれていて、それだけ多くの人に苦痛を与えることになるのみならず、巨額の手術費用と社会保障費を必要としているわけです。

これらの医療費のかなりの部分が、糖質制限食の実践で予防可能なのですから、糖尿病合併症への予防効果だけでも医療費の削減は莫大なものになるのです。

生活習慣病全体での医療費削減は兆単位

糖尿病関連の治療費は、薬剤だけではありません。先ほど触れた合併症の治療などは、もっと大きな金額になります。日本生活習慣病予防協会によると、糖尿病関連の医療費の総額は、年間に一兆二〇〇〇億円に上るそうです。

もし、糖尿病になる前の日本人がすべて糖質制限食を実践すると、一型糖尿病もありますから実際にはゼロにはなりませんが、おそらく日本から生活習慣病である二型糖尿病はほとんどなくなります。

すると、今までかかっていた一兆円を超える糖尿病関連の医療費のほとんどが、必要なくなるのです。

糖質制限食の医療費削減は、糖尿病だけに限りません。

糖質制限食は、生活習慣病の全般に予防効果が期待できるからです。

同じく、日本生活習慣病予防協会によると、現在、一年に生活習慣病の治療にかかっている医療費は次のようになるそうです。

●がん↓五五七七億円。
●脳血管疾患↓一兆七七三〇億円。
●虚血性心疾患↓七五〇三億円。
●高血圧↓一兆八八九〇億円。

これらのすべてが糖質のとりすぎにより起こっているとはいえないでしょうが、かなりの部分が糖質過多によるものだと思われます。

ですから、もし、日本全体に糖質制限の習慣が定着すれば、これらの生活習慣病のすべてが激減し、それらに現在のところかかっている医療費も不要になるはずです。

仮に、これらの生活習慣病が一律に半減するとしましょう。すると、莫大な医療費削減になります。

●がん↓約三〇〇〇億円の削減。

●脳血管疾患↓約九〇〇〇億円の削減。
●虚血性心疾患↓約四〇〇〇億円の削減。
●高血圧↓約九〇〇〇億円の削減。

そして、これらを合計すると約二兆五〇〇〇億円の削減となるのです。

ここに、糖尿病予防による削減額である約一兆円を加えると、糖質制限食による医療費削減の総額は、約三兆五〇〇〇億円という巨額になるわけです。

医療現場では実際に医療費削減になっている

実際には、このように単純には計算できるものではありません。

けれど、少なくとも私の経験では、事実として生活習慣病のほとんどすべてについて予防効果が認められますし、薬剤も大きく減らすことができます。

私の勧める京都の高雄病院での実例をご紹介しましょう。

生活習慣病の代表格である糖尿病については既に述べたように、薬剤の必要量が約三分の一になっています。

次に、脳血管疾患や虚血性心疾患など動脈硬化に関連した病気については、まず、普通の病院では高血圧の治療薬が処方されるケースが多いでしょう。

ところが、高雄病院の場合、糖質制限食を指導することで血圧が下がる例が非常に多く見られます。糖尿病の薬剤と同様、高血圧の薬剤の使用量はかつての三分の一くらいというのが実感です。

私の調べたところ、高血圧の薬は日本で年間で五〇〇〇億円ほど売れているようです。日本全国で高血圧の薬が三分の一になれば、五〇〇〇億円の三分の二に当たる、約三〇〇〇億円が削減できる計算です。

また、がんの場合、高血圧のようには明確にどのくらいの薬剤が減ったというのは難しいのですが、感触としては、徹底して糖質制限食を実践すると、がんの発症そのものが半減させられるのではないかと思っています。

もし、本当にそうなるなら、先ほど計算したように、がんだけで医療費が三〇〇〇億円ほども削減できるわけです。

現在はまだ、糖質制限食への理解がようやく広まってきたという段階ですから、将来の予防効果は未知数です。

しかし、医療費の増大で苦しむ日本社会にとって、糖質制限食の普及による医療費の削減は大きな意味を持つことだけは、確実なのです。

第２章

糖質制限食の正しい知識①

糖尿病など生活習慣病の治療と予防

正しい糖質制限食の知識を広める

糖質制限食は日本社会の未来を明るくするでしょう。

病気を減らして健康寿命を延ばし、医療費削減によって財政を健全化し、産業を活性化して経済力を向上させる可能性さえあります。

ただし、そのためには糖質制限食を日本社会全体にきちんと広げていく必要があります。それには、正しい知識を持ってもらわねばなりません。誤った知識で始めて、効果がなかったり健康に悪影響が出たりしてしまうと、イメージダウンになって普及が遅れてしまうからです。

実際、私の見るところ、糖質制限ダイエットが流行して、「糖質を減らそう」と考える女性が増えているのはよいのですが、とんでもない誤解をしておられる人もいます。

例えば、「糖質だけ減らせばいい」と、考えてしまう人が多いようなのですが、まったくの誤りです。

なぜなら、今までの食事から、単純にご飯やパンやイモなどを抜いただけの食事をしてしまうと、カロリー不足になるからです。これは、正しい糖質制限食ではありません。

正しくはこうです。

「糖質の多い食品を抜き、その分だけたんぱく質と脂質を増やす」

この「たんぱく質と脂質を増やす」という部分が大事です。さもないと、カロリー不足を起こしてしまうからです。

カロリー不足のせいで様々な不調が出ると、それがあたかも糖質制限のせいだと勘違いされるケースもあります。これでは、日本社会全体に糖質制限がなかなか広まりません。

このように、正しい知識を広める必要があるわけです。

私は糖質制限食を日本社会に紹介した張本人ですから、正しい知識を普及する義務も、また、あるのだと思っています。

理論的にいって、食後の血糖値上昇がない唯一の食事療法が、糖質制限食です。この利点は糖尿病患者さんだけのものではなく、広く一般の人にも恩恵があります。

糖質制限食実践で、中性脂肪が減少し、ＨＤＬコレステロールが増加します。ＬＤＬコレステロールに関しては、低下・不変・増加と三パターンありますが、一～二年、あるいは数年間以上糖質制限食を続けていると、例えば私がそうであるように、ほとんどの場合は基準値となります。

また、食後高血糖がないことも、生活習慣病予防効果の面で重大な意味を持ちます。

糖尿病というレベルでなく、血糖値が正常な人の場合でも、糖質をとれば確実に食後血糖値が上がります。主食を普通の量だけ食べた場合、正常な人でも食後一時間の血糖値は一四〇～一八〇mg／dℓ前後まで上がることがあるのですが、これは血管を傷つける恐れがあるレベルの血糖値なのです。

つまり、正常な人でも糖質をとりすぎれば、健康に悪影響があるわけです。

また、現代の医学研究の成果によれば、血糖値の変動が大きいほど健康に悪いことがわかってきました。糖質の多い食事は食後血糖値を大きく変動させますから、その意味でも健康に悪いのです。

ところが、糖質制限食は食後高血糖も血糖値の大きな変動もない唯一の食事であり、このことの意味は非常に大きいわけです。食後高血糖を防ぎ、脂質関連データも改善すれば、ほとんどの生活習慣病に関して、予防効果があることになります。

糖質制限食が日本社会にもっと広がり定着していくことで、現在の社会で問題となっている様々な病気が減っていくと期待されるわけです。

この章では、糖質制限食のそもそものターゲット、糖尿病に関する最新の認識と知識について、正しく整理します。さらに、生活習慣に起因する様々な病気についても、最新の知識に基づいた、現状で最も正しい認識を整理していきます。

血糖値を正常にし、肥満を解消する

最初に、糖質制限食の糖尿病への効果について、現在までわかっている事実を整理します。糖質制限食は元々糖尿病の治療食ですので効果があるのは当然ですが、その効果について、正しい知識を確認しましょう。

まず確かめておきたいのは、糖質制限食を始めると速やかに、血糖コントロールが非常によくなることです。

二型糖尿病の患者さんではほぼ全員が食後、空腹時ともに血糖値が下がり始めます。食後血糖値は開始直後から下がり、一週間ほどで正常値になります。空腹時血糖値についても徐々に下がり、数週間で正常値になります。

ちなみに、糖尿病には主なものとして一型と二型とがあり、生活習慣病であるのは二型のほうです。

次に、糖質制限食による治療では、基本的に薬剤の必要性が大きく下がるという利点があります。二型糖尿病ならば過半数の人で薬剤が不要になり、インスリン注射をしていた人でさえ、約一〜二割の人でそれが不要になります。

一型糖尿病でも糖質制限食は有効で、インスリンの量を少なめにして血糖コントロールができるので、低血糖が生じにくくなります。

つまり、あまり薬剤に頼ることなく、血糖値を正常にできるわけで、これが糖尿病治療における糖質制限食の最も大切な長所です。

さらに、糖質制限食は、体重減少にも非常に効果があり、大きな利点となります。

糖尿病は肥満と関連の深い病気です。予備軍や軽症の二型糖尿病の場合、肥満していることでインスリンの効き目が悪くなり、血糖値が高くなっているケースはよく見られます。そのため、肥満をなくすことでインスリンの働きをよくすれば、糖尿病を改善できるわけです。

糖質制限食を始めると、肥満の人は速やかに体重が減り始め、半年から一年で理想体重になります。しかも、理想体重に達した後でやせすぎるということがなく、安定します。

つまり、肥満だけが解消されて、不健康なほどにやせることはないわけです。

糖質制限食は、糖尿病の人の血糖コントロールを薬剤に頼ることなく速やかに改善し、肥満を健康的に解消する。

このことは、四〇〇〇人を超える高雄病院の症例で確認しているだけでなく、複数の世界的に有名な研究で証明されている事実です。

「ダイレクト試験」の結果を日本の研究でも確認

糖質制限食は、肥満解消に抜群の効果があります。これを証明する事実や研究についてまとめましょう。

糖質を制限すると、脂質を多くとることになります。脂質とは要するにあぶらのことで、長年、あぶらのとりすぎが肥満を招くといわれ続けてきました。そのため、あぶらの多い食事でやせるといわれても信じられない人もいるでしょう。

しかし、あぶらを減らせば肥満が解消するというのは間違いだったのです。

かつて、アメリカでも肥満が社会問題となり、脂質のとりすぎが原因だと疑われた時期があります。そのため国を挙げて啓蒙活動を展開して、一九七一年から二〇〇〇年までの三〇年間で脂質の摂取率を減少させていきました。

ところが、この三〇年で肥満は倍増してしまったのです。一九七一年には一四・五％だった肥満率が二〇〇〇年には三〇・九％になり、二〇一〇年には三五・九％に達しています。今や、アメリカは世界一の肥満国です。つまり、脂質を減らしても肥満を減らすどころか、逆に、増やしてしまう結果になったわけです。

実は、肥満が増え続けていたこの期間、脂質を減らす一方で増えていたのが糖質でした。
そのため、現在では肥満の原因は脂質の過剰ではなく、糖質の過剰ではないかと考えられています。事実、医学的な研究では、糖質を減らした食事は大きな体重減少効果があると証明されています。

二〇〇八年に世界で最も権威のあるアメリカの医学雑誌『ニューイングランド・ジャーナル』に発表され、糖尿病治療の世界で国際的に著名な「ダイレクト試験」という研究があります。

この研究では、糖質制限食と、カロリーを低く制限した低脂肪食、同じくカロリーを制限した地中海食とを比較し、糖質制限食がカロリー制限なしというハンデがあったにもかかわらず、最も体重減少効果は高かったという結果が出ています。

同様の結果は、やはり世界的に権威のある医学専門誌に発表された複数の研究でも報告されており、糖質制限食の体重減少効果ははっきりと証明されているのです。

二〇一五年の日本糖尿病学会では、順天堂大学の佐藤淳子氏が「糖質制限食でＨｂＡ１《ヘモグロビンエーワン》ｃ《シー》（過去一～二カ月の血糖状態）とＢＭＩ（肥満度を表す指数）が改善した」と発表しました。日本人を対象にした研究でもダイレクト試験と同様の結果が報告されたわけです。

今や欧米の糖尿病学会のみならず、日本の糖尿病学会でさえ糖質制限に体重減少効果があることを認めざるを得ない時代になったのです。

糖尿病は肥満によって血糖コントロールが悪くなります。肥満解消のためにも、糖質制限食が有効なのです。

糖質を減らすと肥満がなくなる四つの理由

糖質を減らすと減量効果が高いことは証明されています。

では、なぜ糖質制限食で肥満は解消されるのでしょうか。

実は、この効果については、まだ明確なメカニズムは解明されていません。

ただ、人の身体の仕組みを考えると、糖質制限食には四つ、体重を減らすのに有効な利点のあることがわかります。

第一は、身体に蓄えられた脂肪を使いやすいことです。

人の身体には皮膚の下などに脂肪細胞があり、食事でとったカロリーを貯蔵する仕組みになっています。これが増えすぎると肥満になるわけですが、糖質制限食では蓄えられた脂肪を使いやすいのです。

人にとって主なエネルギー源は糖質と脂質ですが、糖質を過剰に、しかも頻繁にとっていると、脂質をエネルギーとして使う仕組みが働きにくくなります。

逆に、糖質をあまりとらない食生活だと脂質をエネルギーとして使う仕組みがよく働き、皮膚の下などに蓄えられた脂肪が減りやすいわけです。

第二に、肥満ホルモンであるインスリンの追加分泌が少なくなる利点があります。

インスリンは余ったカロリーを脂肪細胞に溜め込む作用をしますから、インスリンの量が多いほど太りやすくなるため、別名、肥満ホルモンと呼ばれます。

食事で糖質を多くとるほどたくさんのインスリンが追加分泌されますから、糖質の量を減らせばその分だけ追加分泌が少なくなり、肥満しにくくなるわけです。

第三の利点は、糖新生《とうしんせい》という働きにあります。

人には、赤血球のために常に最低限の血糖が必要です。血糖がある程度減少してくると、肝臓ではアミノ酸や乳酸などから新しくブドウ糖を作り、血糖を補います。この肝臓の働きを糖新生と呼びます。

糖新生のときには脂肪を燃やしたエネルギーを使いますから、糖新生が多く起こるほどエネルギーをたくさん使い、やせやすいということになります。

食事の糖質が多いと、それが分解されてブドウ糖になりますから、食後しばらくの時間は血液中のブドウ糖が余っており、糖新生の起こらない時間が長くなります。

逆に、食事の糖質が少なければ、血液中のブドウ糖が余る時間が短く、糖新生をしない時間も短くなります。

つまり、食事の糖質が少なければ少ないほど糖新生をする時間が長くなり、よりたくさんのエネルギーが使われて、やせやすくなるわけです。

第四の利点は、栄養素によって消化吸収に使われるエネルギー量に違いのあることに関連します。

食事でとった栄養が消化吸収されるときに使われるエネルギーを、食事誘発性熱産生と呼び、栄養素ごとに大きさが違っています。

とったカロリーに対してエネルギーを使う割合を数字で表すと、糖質は六％、脂質は四％、たんぱく質は三〇％となります。糖質と脂質はあまり差がありませんが、たんぱく質はかなり大きなエネルギーを使うことがわかります。

糖質制限食では、普通の食事に比べてたんぱく質の割合が高くなります。その分だけ、消化吸収のときに多くのエネルギーが使われることになり、エネルギーを多く使えばそれだけやせるわけです。

以上の四つの利点を考えれば、糖質制限食が肥満解消につながる理由を、次のように整理できるでしょう。

●糖質が少ないので身体の脂肪が燃えやすく、肥満ホルモンも少なくなる。
●糖新生や食事誘発性熱産生が多いので、消費カロリーが多い。
この説明はあくまでも私の仮説ですが、生理学的な事実に基づいており、かなり説得力があると考えています。

食後高血糖を防いで合併症を予防

続いて、食後高血糖について知識をまとめます。

糖尿病の治療食として糖質制限食の最大の長所となるのは、食後高血糖を招かないことです。なぜなら、食後高血糖が動脈硬化の原因であり、糖尿病の合併症にとって最大のリスクとなるからです。

糖尿病という病気の真の恐ろしさは、様々な合併症を招きやすいことにあります。

三大合併症と呼ばれる網膜症、腎症、神経障害は、高血糖により人の細い血管がダメになって起こりますし、脳梗塞や心筋梗塞は脳や心臓の大きな血管が高血糖により傷害されて血流を失うことで起こります。

網膜症になれば失明しますし、腎症が悪化すれば人工透析が必要になります。神経障害では足が壊疽《えそ》を起こして切断することもあります。

また、大血管の傷害によって起こる脳梗塞や心筋梗塞では、即、命を失いかねません。

糖尿病の合併症は、このように非常に恐ろしいものです。

これらの合併症は、高血糖により血管が傷つくことで起こります。

血糖値が一八〇mg／dℓを超えると血管は即座に傷つきますし、一四〇mg／dℓを超えても傷つくリスクがあるといわれています。

ところが、糖尿病の人の場合、空腹時の血糖が既に高い場合が多いですし、糖質を食べると糖尿病でない人に比べて血糖値がより激しく大きく上昇してしまうのです。

正常な人の場合、一ｇの糖質を食べると〇・六～一mg／dℓの血糖値上昇があるといわれています。ところが、二型糖尿病の人の場合、一ｇの糖質を食べると三mg／dℓも血糖値が上昇するのです。

つまり、糖尿病の人は同じ量の糖質を食べても、健康な人に比べて、三倍以上も血糖値が上昇しやすいということです。

もし、糖尿病で空腹時血糖値が一二〇mg／dℓの人が六〇ｇの糖質を食べたとすると、一八〇mg／dℓも血糖値が上昇し、三〇〇mg／dℓもの高血糖を招いてしまうのです。

ちなみに、六〇ｇの糖質とは白米飯を茶碗に一杯分ほどの量に過ぎませんから、糖尿病の人が普通の食事を摂れば、食後血糖値は動脈硬化リスクのある領域まで必ず上昇するということになるわけです。

日本糖尿病学会が長い間にわたり推奨してきた糖質六割のカロリー制限食では、この点で問題があるのです。

仮に摂取カロリーがかなり低めの一二〇〇kcalだとしても、一回当たりの食事で六〇gの糖質をとることになってしまい、糖尿病の人がカロリー制限食を実施すれば三〇〇mg／dℓというとんでもない食後高血糖を起こすことになります。

合併症を防ぐためには、こんな血糖値は放置できませんから、薬を飲んで下げなければならなくなります。

薬には様々な副作用がありますし、効果が充分とは限らず、高血糖を防げるとは限りません。また、薬の効果がありすぎて低血糖を招く危険もあるのです。

近年、薬で高血糖を抑えることのメリットは、薬の服用で低血糖を招くリスクによるデメリットと同程度にすぎないとする研究結果も発表されています。

つまり、薬の効果は過信できないということです。

ところが、糖質制限食ならば高血糖の元になる糖質を最初から減らしているので、薬に頼ることなく、食後高血糖を確実に防ぎ、合併症を予防できるわけです。

予備軍や合併症への効果

糖質制限食の、糖尿病に関連したほかの病気に対する効果をまとめます。

まず、糖尿病合併症の予防効果について整理します。

糖質制限食を始めると直ちに食後高血糖が改善されます。食後高血糖こそが合併症のリスクを高めている主な元凶ですから、当然、予防効果が期待できます。

ただし、後の項で詳しくお話しするように、糖尿病には「高血糖の記憶」という現象があり、糖質制限食を行う以前の高血糖の時期に出来てしまったＡＧＥｓ（終末糖化産物、66ページ）による悪影響までは取り除けませんので、残念ながら、合併症を完全に予防することはできません。

現在まで、高雄病院で糖質制限食を指導している患者さんは四〇〇〇人を超えていて、これまでのところ合併症が現れる割合はかなり低くなっています。厳密な科学研究ではありませんからエビデンスとはいえませんが、私の日々の経験からは、糖質制限食が合併症を予防していると実感しています。

さらにもう一歩進んで、糖質制限食には合併症を、ある程度、改善する効果があるかもしれないと感じています。

患者さんのなかには、糖質制限食を始めることで網膜症の症状が軽減したり、腎症が第二期から第一期へと改善したりというケースが複数あるのです。

これは糖質制限食により高血糖をなくすことで、網膜や腎臓の細小血管の血流が回復した結果だと考えられます。

続いて、糖尿病予備軍に対する効果をまとめます。

糖質制限食を実践していると、高インスリン血症や高血圧などが改善します。

糖質制限食にはインスリンの追加分泌を少なくする効果がありますから、高インスリン血症がよくなるのは当然ですし、肥満を解消する効果もありますから、肥満に関連のある高血圧にも改善効果があるのです。

さらに、メタボなどに見られる、肥満、高インスリン血症という状態は、糖尿病を発症させる誘因でもあります。

したがって糖質制限食は、糖尿病予備軍から本格的な糖尿病へと進んでしまうことを予防する効果もあることになります。

では、糖尿病に関連するすべてのレベルについて、糖質制限食の効果をもう一度まとめてみましょう。

●糖尿病につながる病気を改善し、糖尿病の発症を予防する。
●糖尿病患者の血糖コントロールを改善する。
●糖尿病による合併症を予防する。
●合併症の病状を改善する。

このように、糖質制限食は、糖尿病に関連するすべてのレベルにおいて、有効な働きが期待できるのです。

認知症の予防効果

糖尿病に続き、認知症について糖質制限食の有効性に関する知識を整理します。

世界一の高齢化社会となった日本で深刻な認知症についても、糖質制限食は有効で、予防効果が期待できます。

代表的な認知症であるアルツハイマー病は、高血糖と高インスリン血症により起こりやすいと示す研究が、いくつもあるのです。

まず、九州大学が行っている久山町研究では、一九八五年の時点で認知症のなかった六五歳以上の住民八二六人を一五年間にわたって追跡調査したところ、糖尿病とその予備軍である人はアルツハイマー病を発症するリスクが二・一倍高いことが報告されました。

さらに、久山町のデータからは、白米を多く食べている人ほどアルツハイマー病を発症しやすいことも報告されています。

また、一九九九年に発表された有名なロッテルダム研究では、高齢の糖尿病患者が脳血管性認知症を発症する相対危険度は二・〇倍、アルツハイマー型認知症は一・九倍高いとしています。

さらに、インスリン治療を受けている糖尿病患者ではアルツハイマー型認知症の発症リスクが四・三倍高いとしているのです。

ほかに、アルツハイマー病患者の約八〇％に二型糖尿病あるいは耐糖能異常（血液中の糖を正常に戻す力が異常であること）が見られるという研究もあります。

このように、糖尿病とその予備軍はアルツハイマー病になりやすいですし、米を食べる量が多いほどアルツハイマー病が発症するリスクが高いわけです。

では、なぜ高血糖や高インスリンがアルツハイマー病を招くのでしょうか。

アルツハイマー病は、脳細胞にβアミロイドというたんぱく質が沈着することが原因とされています。

βアミロイドを分解しているのはインスリン分解酵素です。高インスリン血症があると、インスリン分解酵素がインスリンの分解で手一杯になり、βアミロイドが血液中に残りやすくなります。βアミロイドが脳細胞に沈着すれば、アルツハイマー病のリスクが高まります。

つまり、高血糖も高インスリンも、ともにアルツハイマー病のリスクとなるわけです。

残念ながら、現在のところ、糖質制限食を実践して、血糖値が低くインスリン濃度も低くなっている糖尿病の人で、アルツハイマー病のリスクがどうなるのかについては、まだエビデンスとなるような研究結果は出されていません。

しかし、アルツハイマー病のリスクとなる高血糖と高インスリン血症がともに糖質制限食で改善するのですから、アルツハイマー病に予防的に作用する可能性が高いと考えられるのです。

偏頭痛や逆流性食道炎をはじめ難病さえ改善する

ここからは、糖尿病以外を含めた生活習慣病の全般について、私の治療現場での経験を含め、現在までに分かっていることを整理します。

私は当初、糖質制限食を糖尿病の治療に用いていただけで、正直なところ、ほかの生活習慣病に関する効果は、あまり考えていませんでした。

ところが、糖尿病の患者さんに糖質制限食を指導したところ、別の病気まで改善したという人が次々と現れるようになったのです。

本当かなと、当初は思っていたのですが、これらの病気の治療のときに糖質制限食を試してみると非常に再現性が高く、よく効いたので驚かされました。

特に、逆流性食道炎の場合、糖質制限食によりほぼ全員で胸やけの症状が消えましたし、偏頭痛に関してもほぼ一〇〇%の例で効果がありました。

逆流性食道炎は、胸やけがして、胃酸が食道まで上ってくる病気です。胃酸を過剰に分泌させているのは多すぎる糖質だと思われ、糖質制限食を始めるととたんに胸やけが解消すると考えられます。

偏頭痛はいったん何らかの原因で脳の血管が収縮した後、一気に血管が開くときにグワングワンと血流が乱れて、ものすごい激痛が起こる病気で、嘔吐を伴うことさえあります。

この場合、なぜ糖質を摂取すると偏頭痛を誘発するのか、明確な理由はわかりませんが、食後血糖値の急激な上昇とインスリンの過剰分泌が関与して、何らかのメカニズムで脳の血管に影響を与え、発作を生じるものと思われます。

ともあれ、糖質制限食を始めると偏頭痛はリアルタイムに劇的に改善するわけですので、偏頭痛の誘発に糖質摂取が色濃く関わっていることは間違いありません。

ちなみに頭痛には、肩や首が凝ることから起こる筋緊張性頭痛もあります。こちらのほうはあまり劇的ではありませんが、糖質制限食で肩や首の血流がよくなるので凝りが徐々に解消され、やはり、じわりじわりと改善します。

このように、糖尿病治療食として糖質制限食を始めるうち、そのほかの様々な生活習慣病に効果があることを経験することになりました。

そして、次第に、現代の生活習慣病の多くが糖質の多すぎる日常生活によって引き起こされていると考えるようになったのです。

私がこの考えを確信したのは、潰瘍《かいよう》性大腸炎の治療のときでした。

潰瘍性大腸炎とは、厚生労働省が難病指定している病気で、自己免疫機序が関与しているのではないかとされているものの、原因不明の病気です。

私は潰瘍性大腸炎の患者さんにも糖質制限食を勧めてみました。すると、まだ三例に過ぎませんが、ステロイド薬が中止できるなど、劇的な改善が見られたのです。

原因不明の難病が食事療法だけで劇的改善というのは、極めて大きなことです。少なくとも、潰瘍性大腸炎に関しては、あまり報告例はありません。

生肉と生魚が主食（すなわちスーパー糖質制限食：60ページ）だったころの、イヌイッ

糖質制限食の3タイプ

① スーパー糖質制限食

▶3食とも糖質を制限して、主食をとらない。
▶糖尿病、ダイエット、いずれに対しても、3タイプの中で最も効果が大きい。

② スタンダード糖質制限食

▶3食のうち2食の糖質を制限し、1食だけ(夕食以外)主食をとる(ただし玄米など、なるべくGI値の低いものにする)。
▶従来のカロリー制限食に比べ、糖尿病、ダイエットに顕著に効果が出る。
▶「スーパー糖質制限食」に比べ、継続しやすい人が多い。

③ プチ糖質制限食

▶3食のうち、1食(基本的に夕食)だけ糖質を制限し、主食をとらない。
▶軽いダイエット向き。
▶糖尿病の人には向かない。

トにおいては、炎症性腸疾患（潰瘍性大腸炎・クローン病）がほぼなかったことも興味深い事実です。

逆に見ると、潰瘍性大腸炎さえ糖質制限食で改善する可能性があるという事実は、糖質のとりすぎがいかに人の身体にとって有害かということを物語っています。

こうして、生活習慣病の多くが糖質のとりすぎのせいだと、私は考えるようになったのです。

糖質の少ない食生活ならアレルギーはない

今の日本で非常に多いのが花粉症で、糖尿病の人でも花粉症に悩まされている人は多くいらっしゃいます。

ところが、糖質制限食を始めると過半数の人によい効果が現れます。高雄病院での実績では、症状がほぼ消えた人が約半数、半減したという人が三、四割と多いのです。ただし個人差があり、全員とはいかず、ほとんど変わらないという人も一、二割います。

また、アトピー性皮膚炎も改善した人が多くいます。元々アトピー性皮膚炎の人には乾燥肌が多くて、これにより症状を悪化させてしまうのですが、糖質制限食では血流がよくなるため、乾燥肌が改善しますから、その影響かもしれません。

このほか、花粉症以外のアレルギー性鼻炎がなくなった人、ぜんそくが改善した人など、アレルギー疾患への効果がとても顕著に見られます。

こうした事実から、糖質制限食はアレルギーに対して予防効果、あるいは治療効果があると考えられます。

なぜ、糖質制限食がアレルギーに効くのか、その理由についてははっきりしませんが、私の仮説としては、糖質の少ない食生活は人間本来の食事に近いため、体内の代謝が安定して自然治癒力が高まるせいではないかと考えています。

実際、二〇世紀初頭まで糖質制限食的な食事を伝統的に続けていたイヌイットには、アレルギー性疾患がほとんどありませんでした。

糖質が少ない生活だと全身の血流、代謝がよくなり、自然治癒力が高まり、免疫調整力も高まる。だから、アレルギー性疾患に効果がある。

アレルギーに対する糖質制限食の効果について、私はこのように考えています。

逆にいえば、糖質の多すぎる現代の食生活は人体にとって想定外の事態であるため、免疫系、神経系、内分泌系など複雑な人体のシステムを混乱させており、そこから様々な生活習慣病を引き起こしているのかもしれません。

免疫系、神経系、内分泌系、この三つはそれぞれ非常に複雑であり、かつ相互に関連しあっていて、現代の医学ではまだはっきりとわかっていないのが現状です。三つのスーパーシステムの全貌のうち、今わかっているのはせいぜい一割か二割でしょう。

ですから、免疫が絡んでいるアレルギーなどの病気について、原因を単純に断言はできませんが、少なくともインスリンの過剰分泌が悪影響を及ぼしている可能性は高いのです。糖質の多すぎる現代の食事は人体の負担になっており、様々なアレルギー疾患を悪化させていると思わざるを得ないのです。

肥満で腰、ひざの痛みが悪化

整形外科にかかったら、糖質制限食を勧められたという中高年の人が増えています。本来は糖尿病の治療食だった糖質制限食ですが、皮肉なことに日本では、糖尿病専門医よりもほかの分野のお医者さんに支持されるほうが早かったですし、整形外科の分野でも糖質制限食の賛成派が多いようです。

ひざや腰の痛みで整形外科に行ったことのある人にはわかると思いますが、整形外科では医師から体重を減らすように指導されることが非常に多くなります。肥満していると、どうしてもひざや腰に負担がかかりますし、脂肪が多いと神経を圧迫しやすいからです。
ところが、整形外科のお医者さんは、症状の改善に肥満の解消が有効であることは知っていますが、どうすれば体重の減量になるのかは専門外です。そこで、ほかの医療分野の知識を調べると、エビデンスを客観的に見ても、評判からいっても、糖質制限食が有効だと判断して、患者さんに糖質制限食を勧めるようになったようです。

実際、腰部《ようぶ》脊柱管狭窄症《せきちゅうかんきょうさくしょう》で手術を勧められていた人が、糖質制限食を実行したところ、肥満が解消して、手術の必要がなくなったというケースさえあると聞きます。

この病気は脊柱管が狭くなったために神経や血管が圧迫されて起こるものです。高齢になりさらに骨格が歪《ゆが》んでくると痛みが起こりやすくなるのですが、肥満していると脂肪によっても神経が圧迫されやすくなります。糖質制限食で肥満がなくなると、神経の圧迫が軽減して改善することもあるということです。

もちろん、体重が減ればひざや腰の負担は軽くなりますから、それによって改善するケースも多いはずです。また、糖質過剰な生活で悪くなった血流が回復することで、筋肉や神経によい影響が出る場合も考えられるでしょう。

これら、様々な要因により、糖質制限食はひざや腰の痛みにも効くケースが珍しくないということなのです。

現代病は糖質過剰病

ここからは、糖質制限食が生活習慣病に効果がある理由について、現状で分かっている医学・生理学の知識をまとめてみます。

糖質制限食が糖尿病とそれに関連する肥満、高血圧、メタボに絶大な効果があるのは、いってみれば当然です。

しかし、糖質制限食が効果を発揮する病気は、ほかにも非常にたくさんあります。

花粉症、アレルギー性鼻炎、ぜんそく、乾燥肌、尋常性乾癬《じんじょうせいかんせん》、偏頭痛、逆流性食道炎など非常に身近な病気から、認知症のように社会問題化するほど深刻な病気、あるいは潰瘍性大腸炎のような難病まで、糖質制限食が有効な病気は多岐にわたります。

なぜこれほど多くの病気が、日常生活の糖質を控えるだけで改善するのでしょうか。

私は現代人を悩ませている病気の多くが、糖質のとりすぎによるからだと考えています。

糖質をとりすぎると病気になる理由を、簡単に整理するとこうなります。

●糖質をとりすぎると血糖値が上昇して血流を悪くする。

●糖質過剰はインスリンの大量分泌を招き、代謝を大きく乱す。

この二つが元凶となり、現代病の多くを招いていると考えられます。

逆にいえば、糖質を減らせば現代病に効果があるということなのです。

血糖のネバネバとAGEs

糖質をとりすぎると血流を悪くするのは、まず、高血糖そのものが血液をネバネバさせてしまうからです。

血糖とはブドウ糖のことですが、ブドウ糖には砂糖と同じような性質があります。

例えば、血液の赤い色の基である赤血球の成分であるヘモグロビンに血糖がくっつくとグリコヘモグロビンが生じます。これはよく糖尿病の血糖コントロールの指標に用いられています。

血管の内側の皮にもブドウ糖はへばりついて行きます。ちょうど、濃度の高い砂糖水がネバネバするように、血液のブドウ糖の濃度が高くなるとネバネバと血管の内皮にくっつき、動脈硬化の元となります。このように血糖が体内のたんぱく質にくっつくことを糖化といいます。

グリコヘモグロビンは糖化の途中の段階の物質ですが、糖化が最終段階に行き着いたものをＡＧＥｓといいます。ＡＧＥｓとは終末糖化産物（Advanced Glycation End Products）のことです。血糖値が高いほどそしてその持続時間が長いほど、体内のＡＧＥｓは増えていき、動脈硬化の元となります。高血糖が年余に渡り持続することは、大きなリスクとなります。

特に糖尿病患者においては、食後二時間血糖値が一八〇㎎／dℓを超えると、明らかに合併症が進行することが研究論文で示されていますが、これもＡＧＥｓが元凶です。

しかも、厄介なことには、ＡＧＥｓはいったんできてしまうとなかなか消えず、動脈硬化の元としてずっと残り続けるのです。

さらに、高血糖にはもう一つ、血管を狭くする動脈硬化のリスクがあります。それは酸化ストレスです。

高血糖があるとＡＧＥｓが産生されますが、それにより活性酸素の除去が障害されます。活性酸素は人体に様々な悪さをするもので、酸化ストレスの増加はその一つです。酸化ストレスが増すと血管が傷つきやすくなり、傷ついた部分が塞がりやすくなるのです。

●血糖が高いとネバネバとして、たんぱく質にへばりつく。
●ＡＧＥｓができて、動脈硬化の元になる。
●活性酸素の発生で酸化ストレスが増し、血管が傷ついて狭くなりやすくなる。

高血糖になると、これらの理由で血流が悪くなるのです。

糖質過多は酸化ストレスになる

糖質を食べると血糖値が上がりますし、血糖値が上がるとインスリンも増えます。

糖尿病でない人が通常の食事で糖質を一人前とれば、インスリンが普段の一〇倍、二〇倍、三〇倍と大量に分泌されます。

実は、食後の血糖値上昇もインスリンの過剰分泌も、ともに酸化ストレスを増してしまうのです。現在、酸化ストレスは医学界で注目されていて、万病の元ではないかと疑われているのです。

では、酸化ストレスとは何でしょうか。

わかりやすくいうと、酸化とは「さびること」です。鉄が赤くさびてしまうように、体のなかの血管などがさびていく、それが酸化です。

つまり、酸化ストレスとは体内がさびやすい状態にあることなのです。

大ざっぱには、「さびやすいこと」と理解していただければいいのですが、ご興味のある方もいらっしゃるでしょうから、もう少し詳しく解説します。

人の身体は酸化反応と抗酸化反応がバランスよく保たれていると、健康だと考えられています。ところが、高血糖があると酸化反応が強くなります。そして、さらに高血糖がたんぱく質にへばりつき、活性酸素を除去する酵素を障害します。

この活性酸素が悪影響をもたらします。活性酸素は細胞を傷つけてしまうからです。

もっとも、人が生きていく限り活性酸素の発生は止められません。呼吸で酸素を取り込むだけで、ある程度の活性酸素は出ますし、細胞がエネルギーを得るときにも活性酸素が出ます。

そこで、人の身体には抗酸化反応というものがあるのです。体内の酵素やビタミンなどにより、抗酸化の働きが生まれ、活性酸素が悪影響を与える前にクリアするわけです。

ところが、この大切な抗酸化反応も、高血糖や高インスリンなどにより邪魔されてしまうのです。

酸化反応が抗酸化反応を上まわった状態を酸化ストレスといいます。そのせいで、人の身体には様々な悪影響がもたらされてしまいます。

現在、酸化ストレスは、がん、動脈硬化、アルツハイマー病、糖尿病合併症、パーキンソン病など、かかりたくない慢性病のほとんどの元凶ではないかといわれています。

実のところ、酸化ストレス元凶説は、まだ証明されてはいません。けれど、医学界の最先端の有力な仮説です。

がんなどの元凶として強く疑われているこの酸化ストレスが、糖質のとりすぎにより増してしまうわけです。

糖質を食事で大量にとる。高血糖になり酸化ストレスが増す。インスリンが大量に分泌されて酸化ストレスがさらに増す。

つまり、糖質のとりすぎが、酸化ストレスを増してしまい、がんやアルツハイマー病などの元凶になっている可能性が高いのです。

逆にいえば、糖質を減らせば、がんやアルツハイマーなどの予防になる可能性が極めて高いということになるわけです。

「高血糖の記憶」が健康人にも溜まっていく

最近、医学の世界では、「高血糖の記憶」という現象が知られるようになりましたが、これはAGEsによるものと考えられています。

例えば、一〇年間糖尿病で高血糖の状態にあった人が、最近になって糖質制限食を始めて血糖値が完全に正常になったとします。それでも、一～二年後などに動脈硬化による合併症を発症するリスクがあるのです。

これは、血糖値の高かった一〇年の期間で生み出されたＡＧＥｓが、血糖の正常になった後でも残っており、その分の動脈硬化は消えない借金として存在しているからです。

このように、かつての高血糖がずっと後に悪影響を及ぼすことがあり、この現象こそ、「高血糖の記憶」なのです。

いってみれば、現在は黒字の会社に、数年前の大きな借金が残っているため、今も苦しまなければいけないのと同じような現象です。

したがって、なるべく早い段階で高血糖を解消したほうが、合併症の予防になるということになります。

また、借金のように後々まで残り続けるＡＧＥｓの悪影響は、糖尿病の人にだけ関係のある話ではありません。健康な人の場合でも、大量の糖質を食べれば、一四〇〜一八〇㎎／dℓを超える高血糖になることはあるのです。

健康な人の場合、一ｇの糖質を食べると血糖値が〇・六〜一㎎／dℓ上がりますから、食事前の血糖値が正常値である九〇㎎／dℓだったとすると、食事で一〇〇ｇの糖質をとればピークの食後一時間血糖値は一九〇㎎／dℓになる可能性もあり得るのです。

一〇〇ｇの糖質というと白米飯を茶碗で二杯、どんぶりで一杯食べれば超えてしまう量なのですから、珍しいほどの大食ではありません。今は健康体でも、毎日の食生活で全身の血管にＡＧＥｓを溜めてしまっている人が多くいるはずです。

つまり、健康な人でも糖質の多い食事を日常的にとっていれば、ＡＧＥｓによって動脈硬化になるリスクがあるわけです。

糖尿病でない人にもある「糖質の小さなトゲ」

食後血糖値の急激な上昇をグルコース・スパイクと呼び、動脈硬化の大きなリスクとなります。

この危険は、糖質のトゲが血管に刺さるというイメージで理解できます。

糖尿病の人は食事で糖質を普通にとれば血糖値二〇〇㎎／㎗をすぐに超えてしまいますから、グルコース・スパイクは避けられません。

血流が悪くなり、全身の血管がボロボロになって、眼や腎臓、手足などに合併症が出たり、心臓や脳がやられて死んだりする危険が高くなります。

グルコース・スパイクの危険を最も恐れているので、私は糖尿病の人に合併症の予防として糖質制限食を強くお勧めしているわけです。

さらに、糖尿病でない人が普通に糖質を食べているのは、本当に大丈夫なのかという心配もあります。

血糖値一八〇mg／dℓを超えない程度の高血糖ならば、危険がないということではありません。

確かに、一八〇mg／dℓを超えれば危険なことは医学研究で確認されていますが、実は、もっと低い血糖値でも危険だと疑われており、食後から二時間の血糖値が一四〇mg／dℓを超えていても、すでによくないというエビデンスが存在しています。

血糖値一四〇mg／dℓという数字は、健康な人であっても食事で糖質を六〇gもとれば、一時的にとはいえ、超えてしまう危険があります。白米飯を茶碗に一杯ほど、あるいはトーストを二枚も食べれば糖質量が六〇g以上になり、健康な人でも血糖値一四〇mg／dℓを常に下回っているのは難しいのが現実なのです。

つまり、健康な人でも主食を普通に食べている限り、血糖値一四〇mg／dℓを超え、日常的に一日三回、血管の傷害を起こしているのではないかという疑念が、大いにあるわけです。

私はグルコース・スパイクとはいえないが、一四〇mg／dℓを超えるような血糖値上昇のある場合を「ミニ・スパイク」と呼んでいます。

いわば、「糖質の小さなトゲ」です。

インスリン作用が正常な人でも、普通に糖質を食べれば血糖値一四〇mg／dℓを超える時間があり、多少なりとも血管を傷つけているとすれば、よいことではありません。日常的に糖質を大量に、かつ頻繁にとり続けていれば、血流がどんどん悪くなる危険があると思われるのです。

マクロビオティックや玄米菜食など、健康に効果があるといわれている食事の多くは、玄米や全粒粉小麦などをとるように勧めています。こうした食事では、白米や白い小麦粉の食品を食べた場合に比較すると、ミニ・スパイクが多少とはいえ小さくなります。

本当にこれらの食事に効果があるとすると、ミニ・スパイクを避けているためだと考えれば、納得がいきます。

ならば、普通の人でも糖質制限食を実践したほうが、確実にミニ・スパイクを避けられるのですから、より効果的であるわけです。

糖質の多すぎる食生活でミニ・スパイクが起こって、小さなトゲにより血管の傷が毎日積み重なっていき、次第に血流が悪くなって、様々な生活習慣病を起こす。

高血糖の害を考えれば、こうした仮説が考えられるのです。

糖質制限食を正しく実践すれば、糖尿病のみならず生活習慣病の全般に有効です。健康のために、ぜひ、正しい知識に基づいた糖質制限食を始めてほしいものです。

第3章

糖質制限食の正しい知識②

がん、心疾患、肺炎、脳血管疾患の予防効果

糖質過剰はがんの元

糖質制限食は死につながる重大な病気に関しても有効です。

日本で四大死因となっている、がん、心疾患、肺炎、脳血管疾患に関しても糖質制限食は効果を発揮します。

この章では、四大死因に対する糖質制限食の効果について、現状での正しい知識を整理し確認していきます。

まず、がんに対する正しい知識を整理します。

ご承知のように、がんは日本人の死因として第一位であり、日本に限らずすべての先進国で増加しており、非常に恐れられています。

先進国ではがんの研究を長年にわたり続けており、少しずつ解明が進んできています。徐々にその正体に迫りつつあり、治療法や予防法について成果が報告されています。

がんと糖質制限に関連する研究成果も積み重なっており、有効性を示唆する論文が現れてきました。

そうした研究のなかでも、特に、生活習慣病型のがんについて、糖質制限の予防効果を示唆したものが注目されています。

生活習慣病型のがんについて、世界がん研究基金（ＷＣＲＦ）という国際組織が二〇〇七年にこんな報告をしています。

「腎臓がん、すい臓がん、食道がん、子宮体がん、大腸がん、乳がんの六つには肥満がかかわっている。胆のうがんもおそらくかかわっている」

肥満は生活習慣に起因しているため、これら七つは生活習慣病型と呼ばれており、日本を含めた先進諸国で急増しているタイプのがんです。

そして、生活習慣病型のがんについて、元凶ではないかと疑われているのが、高血糖であり高インスリンです。

高インスリン血症も高血糖も肥満すると起こりやすくなりますが、この二つに発がん性があることは、信頼性の高い研究で明らかになっているからです。

生活習慣病型のがんについて、糖質制限食には予防効果のある可能性が非常に高いと考えられています。

なぜならば、肥満、高インスリン血症、高血糖、これら生活習慣病型のがんにつながると疑われている要因のすべてについて、糖質制限食で防ぐことができるからです。

肥満、高インスリン血症、高血糖は、いずれも糖質過剰な食生活で起こります。

糖質過剰こそ生活習慣病型がんの元凶だと、まず確認しておきましょう。

「糖質過剰とがん」最新研究

糖質の過剰とがんの関連について、近年に発表された研究成果のうち、重要なものを整理して紹介します。

まず、肥満、高インスリン血症、高血糖が生活習慣病型がんと関連しているという研究は、多数あります。

高インスリン血症については、カナダのサマンサ博士が二〇〇五年の米国糖尿病学会で体内のインスリン濃度が高くなるとがんの進行や死亡率が高まると示唆していますし、二〇〇七年に日本の厚生労働省研究班もインスリンの値の高い男性は最大で三倍程度がんになりやすいとする研究を発表しています。

また、高血糖については、二〇〇七年と二〇一一年に国際糖尿病連合（ＩＤＦ）が「食後高血糖は発がんに関与している」と結論しており、権威ある専門誌に発表された信頼性の高い疫学調査が複数あって、その根拠となっています。

糖尿病ではないレベルの高血糖でさえ、発がんリスクを高めてしまうという研究も発表されました。

二〇一五年に発表された国立がん研究センターのＪＰＨＣ研究によると、糖尿病ではないレベルであっても、血糖値が高いほどすべての生活習慣病型のがんについてリスクが高いとわかりました。

さらに、肥満に関しては、既にお話しした二〇〇七年の世界がん研究基金の報告に、次のような結論があります。

「肥満が食道、すい臓、大腸、乳房、子宮体部、腎臓のがんでリスクを確実に上げる。胆のうがんのリスクもおそらく上げる」

このように、高インスリン血症、高血糖、肥満はいずれも生活習慣病型のがんの要因であると考えられているのです。

では、糖質制限による生活習慣病型のがん予防に関する最新研究について、まとめてみましょう。

糖質制限食ならば高インスリン血症、高血糖、肥満の三つがいずれも解消されますから、理論的には予防できる可能性が高いと考えられます。

動物実験ではすでに、糖質制限食ががんを予防したとする研究が発表されていますし、人についても二〇一〇年にアメリカのタフツ大学分子心臓病研究所のカラス理事らによって、

「ＨＤＬコレステロールの高い人は発がんのリスクが大幅に下がる」とする研究結果を『米国心臓病学会誌』に発表しています。

ちなみに、ＨＤＬコレステロールとはいわゆる「善玉コレステロール」のことで、糖質制限食ではＨＤＬコレステロールは高まりますから、間接的にではありますが、この食事療法によりがんのリスクを下げる可能性があると示されているわけです。

このように、肥満、高インスリン血症、高血糖により発がんの危険が高まることについては科学的な証拠があります。

そして、この三つを解消する糖質制限食に発がん予防の可能性があることは、科学的な研究によって証明されつつあるのです。

もう一つ、糖質制限食のがん予防について注目すべきなのは、イギリスの権威ある医学専門誌『ランセット』に二〇〇八年九月に掲載された「イヌイットとがん」と題する論文でしょう。

イヌイットは北極圏の民族で、二〇世紀初頭までは生肉と生魚がほとんどという食生活をしており、穀物などの糖質をとっていませんでした。

つまり、究極の糖質制限食だったわけですが、この時代において、イヌイットにはがんが非常に少なかったことが、研究の結果わかったのです。

ところが、一九一〇年代から欧米人との交流が盛んになり、欧米人が持ち込んでしまったウイルスの感染によるがんが増えました。でも、この頃はまだ食生活は糖質制限的な伝統食のままだったので、生活習慣病型のがんは増えていません。

さらに、欧米との交流が盛んになるにつれ食生活も欧米化して、バノックと呼ばれる無発酵パンが日常食として定着していきます。そして、一九五〇年代からは生活習慣病型のがんが増加していったのです。

つまり、イヌイットにおいて、糖質制限的な伝統食の時代には少なかった生活習慣病型のがんが、糖質を日常的に食べるようになると増加したわけです。

逆説的にいえば、イヌイットの実例は、糖質を制限することで生活習慣病型のがんが予防できることを、証明しているということなのです。

がんは高血糖と高インスリンが好き

今のところ、なぜ、糖質を制限するとがんの予防になるのかについては、科学的に確証が得られているわけではありません。

ただ、がんの特徴として知られている事実から、いくつかの仮説が出されています。

まず、高血糖が発がんにつながる理由として、活性酸素の発生が疑われています。高血糖になると、体内の活性酸素を除去する酵素が障害されて活性酸素が発生し、様々な悪さをするのですが、これが細胞のＤＮＡの傷害の原因になると考えられるのです。がん細胞は、遺伝子であるＤＮＡの複製ミスによって発生します。活性酸素はＤＮＡを傷つけて、ミスを起こさせてしまうということなのです。

さらに、高血糖自体もＤＮＡを傷つけ、発がんの原因になる可能性があります。

また、高インスリン血症については、インスリンというホルモンがそもそも動物の組織を成長させる働きを持っており、各種のがん細胞についても増殖させてしまうのではないかという疑いがあります。

そして肥満は、高インスリンと高血糖を招きやすいわけですから、発がんのリスクを高めていると考えられるのです。

まだ糖質制限食のがん予防効果は研究途上にあるため、明確な科学的な証明については結果待ちの段階ですが、発がんのリスクである三つの要素を解消することについてははっきりと科学的に確認されており、理論的には非常に有望だと見なされているわけです。

さらに、糖質制限食にはがんの予防効果だけでなく、治療効果についても有望だとする研究者が増えつつあります。

現在、複数の研究機関で、糖質制限食、あるいは同様の意味を持つ食事により、がんを治す研究が真剣に行われているのです。

なぜ、糖質を制限するとがんの治療になるのか、その理由の一つはがん細胞の特性にあります。

実は、がん細胞は、ブドウ糖しかエネルギーとして使えないことがわかっているのです。人体のほとんどの細胞は、ブドウ糖だけでなく脂肪酸や脂肪酸から作られるケトン体と呼ばれる物質をエネルギーとして使って生きています。

ですから、ブドウ糖しか使えないがん細胞は、かなり変わり者ということになります。

糖質制限食を実行すると、通常の食事よりも血液中のブドウ糖の量が減りますから、がん細胞にとってはいわば兵糧攻めになるわけで、増殖を抑える可能性が出てきます。

また、糖質制限食ではインスリンをあまり出さずにすむので、人体の代謝が安定します。そのため、免疫系など自然治癒力も高まるので、がんに対して有効な治療となる可能性があるのです。

高血糖、高インスリンは、がん細胞にとって好ましい状態です。

がんが喜ぶ体内環境を与えないためにも、糖質を減らす食生活が望ましいのです。

がんのタイプ分けと効果の違い

がんには、感染症型と生活習慣病型の二つのタイプがあります。

感染症型のがんとしては、胃がん、肝がん、子宮頸がんなどがあります。これらは、感染症が引き金になって起こるタイプのがんです。

がん細胞は、正常な細胞が増殖するときに遺伝子つまりＤＮＡの複製に失敗して、生まれてしまいます。

細菌やウイルスに感染すると、炎症を起こし細胞が頻繁に壊れます。それを修復するには細胞が増殖しなければなりませんが、このときにＤＮＡの複製にエラーが起こると、がん細胞となります。

炎症により細胞が頻繁に壊れると、細胞はそれだけ多くの増殖をしなければなりません。ＤＮＡの複製を頻繁に繰り返すため、エラーが起こりやすくなり、がん細胞の発生リスクが増してしまいます。

胃がんを例にして説明してみます。

胃がんの主な原因は、胃のなかにヘリコバクター・ピロリ（ピロリ菌）という特殊な細菌が住みつくことだといわれています。

仮に、正常な胃の細胞が一日一〇〇〇個の割合で壊れるとすると、ピロリ菌がいる場合は炎症のせいで例えば一万個、一〇万個というけた違いに多くの細胞が壊れるのです。

すると、胃の細胞は壊れた分だけ頻繁に細胞を増やさなければならなくなり、増殖がやはり一〇倍、一〇〇倍も多く行われることになります。

増殖の機会が一〇〇倍になればＤＮＡを複製する機会も一〇〇倍になりますから、それだけエラーも多くなり、胃がんになってしまうわけです。

胃がんと同様、肝がんの場合はＢ型肝炎ウイルスやＣ型肝炎ウイルスの感染により起こりやすくなりますし、子宮頸がんの場合は、ヒトパピローマウイルスの感染が主な原因でがん化を起こします。

つまり、細菌やウイルス感染により炎症が起こり、細胞増殖の機会が増えてしまうことで起こるのが、感染症型のがんなのです。

これとは別に、生活習慣病型のがんが存在します。

既にお話ししたように、世界がん研究基金によれば、腎臓がん、すい臓がん、食道がん、子宮体がん、胆のうがん、大腸がん、乳がんの七つには肥満がかかわっており、肥満は生活習慣に起因しているため、生活習慣病型のがんと呼ばれます。なお肺がんの多くは、タバコ病と呼ばれる生活習慣病型のがんです。

そして、生活習慣病型のがんについて、元凶ではないかと疑われているのが、高血糖と高インスリンで、この二つに発がん性があることは、非常に信頼性の高い研究で明らかになっているわけです。

糖質制限食でも感染症型のがんについては、予防効果はありません。細菌やウイルスの感染を食事療法で防ぐことはできないからです。

しかし、現代の日本では感染症型のがんは減りつつあり、生活習慣病型のがんが増えていて、こちらのタイプは糖質過剰が元凶だと疑われており、糖質制限が望まれるわけです。

日本人の死因第一位であるがんについて、糖質制限食は有効です。

最新の医学研究が、糖質制限食の生活習慣病型がんに対する予防効果の有望さを認め、次第に事実を明らかにしつつあるのです。

「ケトン体によるがん治療」の最新研究

糖質制限食は、がんの予防のみならず、治療効果も期待されています。

治療に関して、カギとなるのは、あるレベル以上の糖質制限を行った場合に体内で濃度が増してくるケトン体という物質です。

現在、医学界では、ケトン体をがん治療に用いる研究に注目が集まっています。例えば、動物のがん細胞を入れたシャーレにケトン体を投与すると、がんが縮むことがわかっています。

私にも、糖尿病でがんもあるという患者さんに糖質制限食を指導したところ、がんの存在を示すマーカーの値が下がったという経験があります。

高雄病院式のスーパー糖質制限食（60ページ）を実行すると、ケトン体の値が高くなり、がんによい効果があったのではないかと考えています。

残念ながら今のところ、なぜケトン体にがん抑制効果があるのか、そのメカニズムはわかりません。

ただ、インスリンには発がん作用があることが知られており、ケトン食（147ページ）や糖質制限食で血糖を減らしてケトン体を増やせばインスリンをあまり出さずに済むため、抑制効果があるのかもしれないと考えられています。

これに関連してこんな仮説があります。

がんの末期ではインスリンが異常に出ている可能性がある。がん細胞そのものにインスリンを出させるメカニズムがあり、自分のエネルギー源である血糖を取り込みやすくさせせているのではないか。

実は、大阪大学で、末期がんの患者さんで数例、異常にインスリンが出ているケースが確認されているのです。大阪大学では現在、糖質制限食のがん抑制効果について積極的な研究が行われています。

二〇一五年の日本癌治療学会学術集会において、肺がんの末期であるⅣ期の患者さん五人にケトン食治療を行ったところ、二人が寛解（症状が落ち着き安定）しそれぞれ三二カ月間と二〇カ月間生存中、一人はがんは残るものの二六カ月間生存中、あとの二人はケトン食を継続できずに死亡という発表がありました。

肺がんのⅣ期患者の生存中央値が八〜一〇カ月ですからかなり効果があったわけです。

さらに現在、アメリカではアイオワ大学とＮＩＨ（米国国立衛生研究所）によって、肺がんに対するケトン食の効果を確かめる臨床実験が進められています。

ケトン食とは難治性てんかんの子供に用いられる治療食で、脂質の割合が非常に高く、糖質が極端に少ないという食事です。脂質の割合が八七％で、糖質は数％であり、いってみれば、糖質制限食をもっと徹底させたものです。これを実行すると体内のケトン体が非常に増えます。

このケトン食を難治性てんかんの治療として実行していたある子供に偶然脳腫瘍《しゅよう》（アス

トロサイトーマ）が発見されたのですが、ケトン食を継続するうちに腫瘍が小さくなったという事例があり、ケトン食にはがん治療効果があるという仮説が出されました。

そこからケトン食のがんに対する治療効果の可能性が注目され、二〇一一年七月からアイオワ大学と米国国立衛生研究所が共同で臨床試験を開始したのです。

この研究は現在六年が経過していて、まだ研究中の段階です。

この中間報告が二〇一七年七月に発表される予定で、非常に注目されています。なお、最終報告は二〇一九年七月の予定です。

ケトン体にはたしてがん治療の効果が本当にあるかどうか、まだ結論は出ていません。

しかし、その可能性には大きな期待が寄せられている状況なのです。

糖質制限食が心疾患のリスクを減らす

厚生労働省が四大死因としてがんの次に挙げているのは、心疾患です。

心疾患について、糖質制限食にはどれだけ効果があるのか、正しい知識を整理します。

心疾患で死亡するケースは心筋梗塞が多くなります。不整脈死とされる場合も心筋梗塞による不整脈が死につながっていますし、死因としてはほとんどが心筋梗塞と考えていいでしょう。

心筋梗塞は動脈硬化により起こりますが、動脈硬化の原因として一番多いのが糖尿病、二番目に高血圧、続いて肥満、喫煙、脂質異常症などになります。

これら心筋梗塞につながる動脈硬化のリスク要因は、タバコの害を除いて、すべて糖質制限食で解消されます。

まず糖尿病に関しては、糖質制限食がそもそも糖尿病治療食として始まっているのですから、当然のことながら、非常に効果があります。

既に糖尿病を患っておられる方ならば、速やかに血糖値が改善されます。糖質制限食を開始直後から食後高血糖はなくなり、ほとんどの方が空腹時血糖値もＨｂＡ１ｃ《ヘモグロビンエーワンシー》も数か月で正常値になります。

また、メタボなど糖尿病予備軍の方も健康を取り戻し糖尿病にならずに済みますから、糖質制限食によって糖尿病を予防することができるわけです。

糖尿病が動脈硬化のリスクとなる理由の一つは、高血糖にあります。

血糖値が高いと酸化ストレスが増し、血管が傷つきやすくなります。血管が傷つくとそれを補修するためにコレステロールがくっつき、動脈硬化が進むのです。

したがって、たとえ糖尿病であっても高血糖でなければ動脈硬化のリスクは回避できることになります。糖質制限食の場合、糖尿病の人でも血糖値は正常を保つことができますから、動脈硬化のリスクを回避できるわけです。

次に、高血圧と肥満が動脈硬化のリスクとなるのは、脂質異常症と関連しています。中性脂肪の値が高い、ＨＤＬコレステロール値が低い、ＬＤＬコレステロール値が高い、こうした状態を脂質異常症と呼んでいるのですが、糖質制限食をきちんと実行した場合、これらのすべてが改善していきます。

中性脂肪が速やかに減り、ＨＤＬコレステロールは増加します。ＬＤＬコレステロールに関しても問題ない値にとどまります。

これらは高雄病院で私が毎日のように確かめている事実ですし、糖質制限食の実践者ならば身をもって経験されていることでしょう。

ですから、糖質制限食によって、動脈硬化のリスクを解消することになるわけです。

また、肥満は高血圧にもつながるのですが、これも糖質制限食で解消されます。

糖尿病は肥満とつながりが深く、糖尿病の治療において肥満の改善は欠かせません。糖質制限食は糖尿病の治療食であり、肥満にも絶大な効果があります。

糖質制限に肥満解消効果の高いことは、糖尿病研究の分野で世界的に著名な「ダイレクト試験」（46ページ）で明確に証明されています。この研究は世界中の糖尿病研究者の間で最も信頼性が高いと評価されているものの一つですし、同様の結論を出している科学的な信頼性の高い研究がいくつもあります。

高血糖がなくなる。

肥満が改善される。

脂質の状況がよくなる。

高血圧がなくなる。

これらの結果、糖質制限食は動脈硬化を予防するよい効果をもたらすと考えて間違いないと思われます。

また、糖質制限食で全身の血流がよくなり、インスリンの必要量が少なくなって代謝が全体的によくなりますから、この意味でも、心臓の血管の病気である心筋梗塞によいわけです。

最新の研究でも同様の報告があります。

「NIPPON　DATA　80」（旧厚生省により一九八〇年に行われた循環器疾患基礎調査の追跡調査）の二九年間の追跡データを検討した結果、最も糖質を多く摂取しているグループに対して、最も糖質を少なく摂取しているグループは、心血管イベントによる死亡リスクが低いとされました。男女を合わせた解析では二六％低下、女性だけでは四一％

もの低下です。

この研究は二〇一四年の日本疫学会学術総会で報告され、二〇一五年に医学雑誌に掲載されてエビデンスとなっています。

このように、糖質制限食が心筋梗塞による死亡を予防することは、少しずつ証明されつつあるのです。

心臓血管のプラークが消えてステントが増えなくなる

私の実際の経験から、もう少し具体的に糖質制限食の予防効果について考えてみます。

まず、動脈硬化に対する予防効果です。

動脈硬化のリスク要因として、中性脂肪が高い、ＨＤＬコレステロールが低い、ＬＤＬコレステロールが高い、血糖値が高いなどが挙げられます。

糖質制限食を続けていると、これらの要因のすべてが良好になりますから、理論的には動脈硬化の予防になっていると考えられるのです。

しかし、今のところ糖質制限食によって動脈硬化が予防されたことを証明する研究はありません。今後の研究を待っている段階だからです。

ただ、実際に糖質制限食を患者さんに指導している、私たち医師には、予防効果についての実感があるのです。

その一つがプラークです。

プラークと聞けば虫歯や歯周病を思い浮かべる人が多いでしょうが、この場合は別の意味で、血管内のプラークというこぶのことを指しています。

動脈硬化になると、脳や心臓の血管にプラークができて血流が悪くなります。そこから、脳梗塞や心筋梗塞が引き起こされるわけです。

実は、糖質制限食を実践している私の患者さんのなかに、血管内のプラークが改善あるいは消失したという人がいるのです。ほかにも、私のブログで同様のことを教えてくれた人もいて、合わせれば三人になります。

心臓カテーテル検査で、プラークにより冠動脈が一本五〇～七五％の狭窄《きょうさく》ありと診断

↓

約三年、スーパー糖質制限食（60ページ）でHbA1c《ヘモグロビンエーワンシー》五・四～五・八％を維持した

↓

心臓カテーテル検査で、プラークが消失していて、狭窄なしとなった

このような経過で、頸動脈プラークが大幅に縮小、あるいは消失した人がおられるのです。プラークが消えれば、心筋梗塞や脳梗塞は起こりません。

つまり、これら三つのケースでは、糖質制限食がプラークを縮小あるいは消失させて、心筋梗塞や脳梗塞を予防したことになるのです。

もう一つ、医療現場で実感している予防効果があります。

それはステントです。

ステントとは心臓の冠動脈に入れる金属製の管状の小さな器具のことで、心筋梗塞の人へのカテーテル手術で用いられます。

動脈硬化によって冠動脈の一部が狭くなると、その部分の血の流れが悪くなります。すると、心臓に充分な酸素と栄養が届かなくなって、狭心症や心筋梗塞の危険が出てくるわけです。

そこで、カテーテル手術を行い、冠動脈の狭くなっている場所にステントを入れます。塞がっている場所がステントによって押し広げられ、血の流れが回復するのです。

実は、動脈硬化の進んでいる人の場合、ステントを冠動脈に一本入れれば済むというわけにはいかないのが現実です。

ある年に一本ステントを入れる。また翌年に一本、さらに次の年に一本と、どんどん増えていくケースが非常に多いのです。

何本もステントを入れて、もう、これ以上は入れる場所がなくなると、もうカテーテル手術ではなく、従来からのバイパス手術が必要になります。

このように、ステントというのは次から次へと増えるのが、残念ながら、実情です。

ところが、糖質制限食を実践している人はまったく違う状態になります。

ステントが、一切、増えないのです。

通常の場合にステントがどんどん増えるのは、動脈硬化が悪化しているからです。

それに対して、糖質制限食を実践している人の場合、ステントがまったく増えないのは、動脈硬化の悪化を防ぐことが出来たからです。

新たなプラークの発生がないので、ステントは増えない。

動脈硬化に対する糖質制限食の予防効果を私は確信しています。

肺炎には高たんぱくが予防になる

四大死因の三番目として、肺炎について正しい知識をまとめます。

最近、日本人の死因として増えてきているのが肺炎で、二〇一二年に厚生労働省が懸念を表明しています。肺炎に感染しやすいのもこれによる死者も高齢者が多く、日本社会の急速な高齢化により死因として大きな割合を占めるようになっています。

実は、感染症の予防には動物性たんぱく質が有効だとわかってきているのです。

魚、肉、卵などを食べることで動物性たんぱく質を多くとっていると、血清アルブミンというものが増えてきます。なお、大豆などに多い植物性たんぱく質では、血清アルブミンはあまり増えません。

血清アルブミンが四・三g／dℓ以上の人とこれより低い人とには、明確に感染症のかかりやすさや生存率に違いがあります。

高齢者にとって恐ろしい肺炎もまた感染症ですから、食事で動物性たんぱく質を多くとり血清アルブミンを増やせば、予防効果が期待できるわけです。

糖質制限食は高たんぱく食となります。魚や肉、卵を摂取する量が自然と増えますから、血清アルブミンも多くなり、感染症予防に役立つ可能性が高いのです。

血清アルブミンは高齢者にとって、ぜひとも増やしておきたいところです。なぜなら、感染症予防だけでなく、高齢者に心配される骨粗しょう症や認知症の予防にもなることがわかっているからです。

ちなみに、肺炎などの感染症に関しては、高血糖もまた感染のリスクを上昇させ、糖尿病の方は感染症に弱いことが知られています。

高齢者には糖尿病が多いのですが、糖質制限食ならば高血糖をなくすという面でも感染症予防になることはいうまでもありません。

脳梗塞と脳出血にも糖質制限食は有効

四大死因の最後に、脳血管疾患について正しい知識をまとめます。

脳血管疾患については、三つの病気に分けて考える必要があります。

一つは脳梗塞です。

現在の日本で非常に増えているのが脳梗塞ですが、これは脳の血流が途絶える病気です。脳は人の身体をコントロールしているとても大切な組織ですが、脳の血管がつまればその領域の脳細胞は壊死《えし》に陥ります。場合により死に至ることもあります。

脳梗塞の場合、血流の問題ですから、心筋梗塞と同じ理由で糖質制限食が有効となります。つまり、糖質制限食により高血糖がなくなって脳血管の傷害が起こりにくくなり、インスリンをあまり必要としないため身体の代謝全体が改善して脂質状況も良好になり、血流がよくなります。

こうして、脳の血管の動脈硬化の要因すべてが改善するので、リスクが小さくなるわけです。

死因となる脳血管疾患としてもう一つ、脳出血があります。

脳梗塞は脳の血流が止まって脳細胞に栄養が届かなくなるわけですが、脳出血の場合、脳の血管が破れて脳細胞が死にます。

意外かもしれませんが、脳出血については近年、脂肪を多くとるほうが予防になることが明らかとなってきました。

特に動物性脂肪を多くとると効果があるとされています。これには医学の世界でエビデンスと呼ばれる、信頼できる科学的な証拠があります。

また、日本では昭和三〇年代に食生活において急速に脂質の摂取が増えたのですが、この時期に脳出血が激減しています。ハワイの日系人のデータでも、一日の脂肪摂取量が四〇g以下の人たちには脳出血が多いと示されています。

糖質制限食では糖質を減らすため、結果として脂質を多く摂取することになり、脳出血に対しても予防効果があると考えられます。

三つ目の病気として、くも膜下出血もあります。これは動脈瘤《りゅう》異常という先天的な要因が関わっている病気ですから、糖質制限食による予防はあまり期待できないでしょう。

ただし、脳血管疾患が死につながるケースとしては脳梗塞と脳出血がほとんどを占めていて、くも膜下出血は割合が少なくなります。

このように、糖質制限食を実行すれば、先天的な原因が関わっているくも膜下出血以外の脳疾患に予防効果を発揮しますから、非常に有効だといえるわけです。

さて、これまで確認してきたように、心疾患、肺炎、そして脳血管疾患と、いずれの病気についても糖質制限食は有効です。

また、生活習慣病型のがんに対しても予防効果が期待でき、治療の可能性さえあります。

このように、四大死因とされるすべての病気に対して糖質過剰はリスクとなり、糖質制限食が有効に働くのです。

キレイになるための糖質制限が病気を予防している

糖質制限食の予防効果が明確に出るのは、これからです。

ここ数年、急速に増えた糖質制限食の実践者は、これから何十年にもわたり重大な病気にかからずに済むと考えられるからです。

例えば、数年前には糖質オフダイエットのブームがありました。

今や、糖質を減らすと太らないことは常識になりつつありますが、少し前に糖質オフダイエットを始め、現在も続けている何百万人という女性は、二〇年から四〇年の後に思うのかもしれません。

「あのときに糖質オフを始めてよかった」

美容のためにと始めた糖質制限でも、その予防効果は生活習慣病の全体に及びます。

そして、そのなかにはがんやアルツハイマー病も含まれていて、糖質制限によってこれら重大な疾病が予防されたとわかるのは、何十年も経過してからになるのです。

例えば、がんの場合、最初のがん細胞の発生から一〇〜二〇年以上経過してから、発見され得る大きさになります。

高インスリン血症は、がんのリスクとなりますので、糖質制限によってがんの発生を予防できる可能性が高いわけです。

ということは、もし、二〇代の頃に美容の目的で糖質オフを始めていれば、四〇代以降にがんになる危険性を未然に防いでいたということになるのです。今の若い女性たちが二〇年後に、

「ああ、よかった」

と思っても不思議ではありません。

同様のことはアルツハイマー病に関してもいえます。

高インスリン状態だとアルツハイマー病の発症率が四倍になるとすると、若い頃の美容目的の糖質オフが、アルツハイマー病予防にも役立っていることになるからです。

このように、若い頃に糖質制限を開始して継続することで、非常に多くの生活習慣病が未然に防がれていることになります。

今、日本全体で急速に糖質制限が普及していますが、このことは、将来の病《やまい》を大きく予防していることになり、結果として将来の医療費を大きく削減している可能性が高いのです。

もっと、糖質制限の予防効果が周知され、若いうちから糖質制限を始める人が増え続ければ、数十年後の日本では医療費問題は解消しているかもしれません。

第4章

糖質制限食の正しい知識③

栄養常識の変化

栄養学の知識を新たにする

世界の健康常識は急激に変わりつつあります。それは、近年、非常に多くの重要な医学研究が行われ、それまではわかっていなかった数々の事実が科学的に証明されるようになったからです。

そのなかでも、特に重要なのが、生活習慣病に関する常識の変化です。

肥満やメタボリックシンドローム、そして糖尿病はすべての先進国で急増しており、深刻な社会問題となっています。現在では、生活習慣病は中国や東南アジアなどを含めた新興国にまで拡大していて、ますます大きな課題となっています。

先進国では早くから生活習慣病の対策を講じていました。ところが、なかなか成果が出なかったのです。

最近になってようやく、その原因が明らかになりつつあります。医学・生理学に加え栄養学の知識が急速に蓄積され、従来の定説が大きく変わったからです。

そして、今までの健康常識には数々の誤りがあったことが明らかになっているのです。

この章では、糖質制限食に関連する栄養学の正しい知識を整理します。

カロリー制限から糖質制限へ

カロリー制限説。

今まで信じられていたけれど、近年になって誤りだったとわかった健康常識のうち、第一に挙げるべきものがこれです。

「カロリーのとりすぎが、肥満をはじめとする生活習慣病を増やしている。だから、カロリーを減らせば生活習慣病は改善するに違いない」

これがカロリー制限説です。

そのため、カロリー制限をすれば生活習慣病がなくなると信じられるようになり、先進国ではカロリー制限が健康によいという常識となりました。

「食べすぎはよくない。食べすぎなければ太らないし、健康になれる」

このように信じられていたのです。

糖尿病の治療についても、かつてはカロリー制限説が常識でした。糖尿病の専門医は患者さんにカロリー制限を指導していたのです。

けれど糖尿病は、カロリー制限の食事では思ったように改善しませんでした。

何かがおかしい。

欧米の一部の研究者たちはそう感じていたのです。ここまでの章で確認してきたように重要な研究が様々行われ、この健康常識はガラリと変わりました。

「カロリー制限よりも糖質制限のほうが生活習慣病に有効」

これが現代医学の常識なのです。

脂肪悪玉説は間違っていた

健康常識の変化として、もう一つ重要なものがあります。

それは、「脂肪悪玉説は間違いだった」ということです。

これもまた、近年、急速に明らかとなった科学的な事実なのです。

糖質制限食は糖質を減らす代わりにたんぱく質と脂質を増やす食事になります。

脂質とはいわゆる「あぶら」のことですが、これまでの健康習慣では、どうしても食事の脂質は悪者にされがちでした。

「あぶらをたくさん食べると、身体のあぶらも増えるんじゃないか」

と思われやすいわけです。

肥満や糖尿病などの生活習慣病が増え始めた頃、真っ先に原因だと疑われたのが食事の脂質でした。

特に、動物性の脂質が悪いと思われてきました。確かに、直感的なイメージではそう思われるのも無理からぬところです。

しかし、近年になって科学的な研究が進められた結果、食事の脂質を生活習慣病に結びつけるのは誤りだったと証明されています。

まず、二〇〇八年に『ＪＡＭＡ』という非常に権威のあるアメリカの医学専門誌に載った論文があります。アメリカで五万人の女性を対象にし、半分を通常の食事、半分を脂肪の少ない食事にして八年間の経過を追った研究です。

結果、脂肪を少なくした食事でも、通常の食事に比べて、心血管疾患になった人の数は変わらなかったのです。ほかに大腸がんや乳がんも減りませんでした。

また、動物性脂肪が悪いとする常識も誤りだと証明されています。

二〇一〇年にやはり権威ある医学雑誌に載り、研究の手法も非常に信頼性が高いとされている研究があります。これは二一の論文のデータをメタ解析という手法で研究したもので、約三五万人を五年から二三年に渡り追跡した結果、飽和脂肪酸の摂取量と脳・心血管疾患の起こった率とには関連がなかったとしています。

飽和脂肪酸とは動物性脂肪に多く含まれているものなのですが、この研究で動物性の脂質が心筋梗塞などに悪いというイメージは完全に間違いだったと証明されました。

さらに、世界で最も権威を認められている『ニューイングランド・ジャーナル』に二〇〇六年一一月に掲載された論文では、脂質の少ない食事と多い食事とを比べても冠動脈疾患の発生率に変わりがなく、糖質をとる量が多いと冠動脈疾患のリスクが中程度増加したという結果が出ました。

つまり、脂質を減らしても心筋梗塞は減らず、むしろ糖質を増やすと危険が中程度高まるということです。

ほかにも、低脂質食が総コレステロール値に影響がない、総コレステロール値が低いほど死亡率が高いなど、これまでの常識を覆す研究結果が次々と出されています。

最新の医学研究により、「食事のあぶらが身体に悪い」というこれまでの常識が誤りだったことは、もはや明らかになっているのです。

動脈硬化は糖質過剰で悪化する

むしろ、世界の医学界では、動脈硬化の危険を高めるのは脂質よりも糖質のとりすぎだと考えられつつあります。

では、なぜ糖質をとりすぎると身体の脂質に異常が起こりやすいのでしょうか。

その理由はインスリンにあります。

食事で糖質をとるとインスリンをその分だけ多く必要とします。

インスリンは血糖値を下げる作用を持つ唯一のホルモンですが、ほかにも様々な作用を持っていて、インスリンが出れば出るほど、体内の代謝が不安定になりやすくなります。

特に、インスリンは血糖を体脂肪に変える、中性脂肪の分解を妨げるという働きもします。つまり、肥満しやすくするホルモンでもあるわけで、糖質を多くとりすぎると身体のなかの脂質状況を悪くしてしまいます。

インスリンは血糖値が上がるとそれだけ多く必要になります。そして、食事によって直接血糖値を上げるのは糖質のみです。脂質やたんぱく質を食べても血糖値が上がることはありません。

長年、たんぱく質や脂質を食べても血糖値が幾分は上がると誤解されてきたのですが、近年の研究で間違いだったことがはっきりと確かめられていて、現在の欧米では食事の栄養素で血糖値を直接上げるのは糖質だけだと公式に認められています。

糖質を食べただけ必ず血糖値が上がり、それだけ多くのインスリンが必要となり代謝を乱れさせて、脂質状況を悪化させることになるのです。

逆にいえば、食事の糖質が少なければ少ないだけインスリンも少しで足りるので、代謝の乱れも起こらず、動脈硬化につながる脂質状況の悪化を招かずに済むわけです。

動脈硬化は、食事のあぶらではなく糖質の過剰で悪化します。最新の医学研究で証明されているのですから、これまでの間違った思い込みは捨てるべきです。

一日に食べる卵の数はもう気にしなくてもいい

脂肪悪玉説に関連して、これまでは様々な健康常識がありました。

一例を挙げてみましょう。

●あぶらをとりすぎると健康に悪い。

●あぶらを減らすとやせる。

●動物性の脂肪より植物性の油のほうが健康的。

●食事のコレステロールを減らせば健康になれる。

今でも、こうした健康常識を信じている人がいるかもしれません。

しかし、これらはどれも科学的な根拠がなく、誤っています。

そして、もう一つ、長い間にわたって信じられている健康常識があります。

●卵は一日にたくさん食べてはいけない。

卵は非常に栄養バランスのとれた食品です。でも、コレステロールが多いという理由で食べすぎるといけないと信じられていました。

けれど、これは間違いだったと証明されています。

食事でコレステロールをたくさんとっても、血液のなかのコレステロールが増えるわけではない。

最近の研究で、このように明らかにされたからです。

そこで、二〇一五年二月にアメリカでは栄養療法の指針が改訂され、食事のコレステロールについては気にしなくてもよいことになりました。

さらに、日本でも厚生労働省は、「日本人の食事摂取基準」の二〇一五年版で、コレステロールの摂取制限を撤廃しました。

そのため現在の栄養指針では、一日に卵を食べる個数の制限はなくなりました。

今でも、卵を食べ過ぎるのは健康によくないと思っている人がいるかもしれません。あるいは、不勉強な医師や栄養士が、昔と同じことをいうことがあるかもしれません。

けれど現在では、脂肪悪玉説は間違っていたと世界中の専門家が認めており、卵の個数制限などなくなっていることを、ぜひ知っておきたいものです。

たんぱく質のとりすぎが腎臓に悪いという常識には根拠がない

カロリー制限説と脂肪悪玉説の二つが否定されたこと。

近年の栄養常識の変化として、大きな出来事はこれですが、もう一つ注目したいものがあります。それは、たんぱく質に関する常識の変化です。

今までは、たんぱく質をとりすぎると、腎機能に悪影響があると信じられていました。ところが、この健康常識も疑いの目を向けられているのです。

というのも、たんぱく質のとりすぎが腎機能の悪化につながるという、確かな医学研究がないからです。

そのため、この常識も変わりつつあります。

まず、厚生労働省は腎機能の正常な人について、たんぱく質をとる量の上限を設けることをやめました。二〇一五年度版の「日本人の食事摂取基準」(厚生労働省)では、たんぱく質の過剰摂取による健康障害には充分な根拠はないとしたのです。

腎機能に障害のある人については、日本腎臓学会はまだ、

「低たんぱく食を推奨する」としています。けれど、この推奨には科学的根拠があまりないことを学会が認めているのです。

実は、二〇一三年一〇月、米国糖尿病学会は栄養療法に関する声明のなかで、「糖尿病腎症に関しては低たんぱく食を推奨しない」といい切っています。

つまり、腎症であっても、たんぱく質を控えることで効果はなかったと、アメリカ糖尿病学会は判断したということです。

腎機能の障害のある人には低たんぱく食という常識も変わりつつあるのです。

糖質制限食の定義と、とってはいけない場合

栄養についての常識の変化に続き、ここからは、糖質制限食に関連した栄養学の正しい知識を整理します。

最初に必要なのは、「糖質制限食とは何か」という定義の確認でしょう。

アメリカ糖尿病学会が低炭水化物食、すなわち糖質制限食の定義としているのは「一日

糖質量一三〇g以内の食事」です。この定義は現代における糖質制限食の先駆者であり権威でもあるバーンスタイン氏も認めており、これが守られていない食事は糖質制限食と呼べないと、私も考えています。

現在のところ、糖質制限食には公式の定義がない状態で、従来の糖尿病食よりも糖質量、あるいは糖質割合を減らした食事をすべて糖質制限食と呼ぶことが可能です。

しかし、食後高血糖を避ける、インスリン追加分泌の必要量を減らす、体重を減らすなどの効果を認められているのは、一日糖質量一三〇g以内の食事のみなのですから、それ以外の場合を糖質制限食と呼ぶのは不適当でしょう。

「糖尿病治療食としての糖質制限食とは、一日糖質量一三〇g以内の食事である」

実態として、現時点ではこれが糖質制限食の最低限の定義であると考えます。

なお、私が推奨したいのは、私自身が一五年間実践しているスーパー糖質制限食（60ページ）です。

この場合は、一回の糖質摂取量が一〇～二〇g以下、一日糖質摂取量が三〇～六〇gで、これなら確実に食後高血糖と高インスリン血症が防げます。

次に、糖質制限食の適用、つまりどのような場合にとり入れるべきでないかについてですが、こちらについても現在、公式のガイドラインはありません。

これまでの経験と、生理学的な事実に基づいて、私的に適用範囲を設定するとこうなります。

●肝硬変、診断基準を満たすすい炎、長鎖《ちょうさ》脂肪酸代謝異常症のある場合は適用外。糖質制限食はとらないでください。

●腎不全、インスリン注射やＳＵ剤内服を行っている場合は、必ず医師の指導下で実施してください。

では、これらについて説明します。

まず、進行した肝硬変のある場合は糖新生《とうしんせい》の機能が不足しており、低血糖を招く恐れがあるので糖質制限食は適用できません。

また、糖質制限食は脂質割合が高くなりますので、診断基準を満たすすい炎の場合も適用外となります。

さらに、長鎖脂肪酸代謝異常症はまれな疾患ですが、脂肪酸をうまく利用できないので、これも適用外です。

糖質制限食では相対的に高たんぱく食となるため、腎機能が一定以上低下しており、血清クレアチニン値が高値の場合は医師と相談して実施することが必要です。

糖質制限食は開始後、即、効果が現れます。インスリン注射やＳＵ剤を同量用いていると、糖質制限食で食後高血糖が改善しているので相対的にインスリンが過剰な状態となり、低血糖の危険が出てきます。したがって、インスリン製剤やＳＵ剤を適宜、減量や中止して実施する必要があり、医師の指導監督が不可欠です。

糖質、炭水化物、糖類の違いとは

次に基本となる知識は、「糖質とは何か」ということでしょう。

糖質とは具体的にどのような物質を意味するのか、どの物質がどの程度の血糖上昇効果を持つのか……。健康のために糖質制限食を活かすには、こうした知識が不可欠となります。

そこで、糖質とは何かについて知識を整理してみたいと思います。

まず、用語の問題から始めましょう。

日本で「糖質」と同様によく用いられる「炭水化物」と「糖類」という言葉があります。この三つの言葉は慣習的に似たような文脈で用いられていますが、明確に違いがあるのです。

法的な定めにおいて、炭水化物という言葉は以下の意味になります。

「たんぱく質、脂質、灰分（ミネラル）のいずれにも分類されないものは炭水化物として計算する」

つまり、たんぱく質でも脂質でもミネラルでもないものは、法的にすべて炭水化物として扱われるわけです。食事の実際では法律の定めた表示に基づいて成分の判断をしなければなりませんから、この事実はぜひ押さえておく必要があります。

栄養学的に、炭水化物、糖質、糖類の三つを整理すると、以下のようになります。

●炭水化物＝糖質＋食物繊維
●糖質＝糖類＋三糖類以上＋糖アルコール＋合成甘味料
●糖類＝単糖類＋二糖類

さらに、

●三糖類以上＝オリゴ糖、多糖類（でんぷん、デキストリンなど）など
●二糖類＝ショ糖、麦芽糖、乳糖など
●単糖類＝ブドウ糖、果糖、ガラクトースなど
●糖アルコール＝エリスリトール、キシリトール、マルチトール、ソルビトールなど
●合成甘味料＝アスパルテーム、アセスルファムカリウム、スクラロース、サッカリン、ネオテーム、アドバンテームなど

つまり、炭水化物とは、糖質に食物繊維を加えた分類を意味します。

そして、糖類とは、糖質から三糖類以上と糖アルコールと合成甘味料を除いた分類ということになります。

炭水化物に含まれる食物繊維は消化吸収されません。したがって、

「糖質とは炭水化物のうち消化吸収されるもの」

といい換えてもいいわけです。

また、糖類から除外されているでんぷんなどの三糖類以上はいわゆる甘味を持っていません。糖アルコールや合成甘味料は人工的に合成されています。糖アルコールは天然にも存在していますが、食品に使用されているのは天然物質に加水分解を施して製造したものです。したがって、

「糖類とは天然抽出される甘味のある糖質」

と、ほぼいい換えてよいでしょう。

炭水化物のうち食物繊維は消化吸収されませんから、血糖値上昇とは無関係です。

したがって、糖尿病に関しては炭水化物よりも糖質に注目すべきということになります。

炭水化物のうち、食物繊維は消化吸収されないので、もちろん血糖とはならずに体外へと排出されます（食物繊維について詳しくは157ページ）が、基本的に糖質は一〇〇％が二

時間以内に直接、血糖に変わります。

低糖質、糖質オフ、糖質ゼロ、糖類ゼロ

「カロリーゼロ」、「カロリーオフ」、「糖質ゼロ」、「糖質オフ」などの表示のある商品が増えており、どれも同じく糖質を含まないという印象ですが、実態は違います。これらの表記の多くには「健康増進法」という法律による基準があります。具体的には以下です。

●「カロリーゼロ」……エネルギー量が食品一〇〇g当たり五kcal未満（一般に飲用の液体では一〇〇ml当たり五kcal未満）

●「カロリーオフ」……エネルギー量が食品一〇〇g当たり四〇kcal未満（一般に飲用の液体では一〇〇ml当たり二〇kcal未満）

●「糖質ゼロ」……糖質量が食品一〇〇g当たり〇・五g未満（一般に飲用の液体では一〇〇ml当たり〇・五g未満）

「糖質オフ」については具体的な数値基準はなく、「誇大な表示とならないよう十分な注意が必要」との記載があり、各メーカーの自主判断に任されています。例えば、某ビールメーカーでは一〇〇ml当たり二・五g以下が表示できるとしているようです。

このように、成分表示の印象では糖質を含まないかのような商品でもある程度の糖質を含んでおり、その分は血糖値上昇があることを知っておくべきでしょう。実際の糖質量は、商品の栄養成分表示で確かめてください。

糖アルコールや人工甘味料について

糖質に分類される物質にも、血糖値を上げないものがあります。それは、糖アルコールのエリスリトールと、合成甘味料です。

糖アルコールは天然に存在する物質で、現在、食品として用いられているのは天然素材を加水分解して人工的に合成したものです。

糖アルコールのうち、キシリトール、マルチトール、ソルビトールなどは、摂取すると砂糖の半分程度の血糖値上昇が見られます。

糖アルコールのなかで唯一エリスリトールだけはまったく血糖値を上昇させません。九割以上が小腸で消化吸収された後、ほぼ一〇〇%が代謝されずにそのまま腎臓から尿中に排出されてしまうからです。

国連の食糧農業機関（FAO）及び世界保健機関（WHO）は、甘味料など添加物の安全性評価を公表していますが、これらの糖アルコールは極めて安全性が高いとされていて、摂取量に関する規制はありません。

合成甘味料については、アメリカ食品医薬品局（ＦＤＡ：食品・薬品などの認可・取り締まりを行う政府機関）と日本の厚生労働省が使用を認めている物質が六種類あります。アスパルテーム、アセスルファムカリウム、スクラロース、サッカリン、ネオテーム、アドバンテームがそれで、摂取しても血糖値を上昇させません。これらの物質は一応の安全性は認められているものの、摂取総量の規制があります。

糖質制限を実施する際、食品の糖質量を目安にするわけですが、エリスリトールと合成甘味料は血糖に変わらないため、糖質量としてカウントする必要はないことになります。

なお、日常の食生活で糖質制限食を実施する場合、食品の栄養成分表示を参照することになりますが、非常に紛らわしい表現がありますから、注意が必要です。

糖質は必須栄養素ではない

糖質を減らすと病気になると思い込んでいる人がいますが、これは科学的な知識不足からくる完全な誤解です。

糖質は人体にとって必須栄養素ではありません。

必須栄養素とは、人にとって欠かすことのできない物質なのに自分の身体では作ることができないものを指します。必須アミノ酸、必須脂肪酸、ビタミン、ミネラル、食物繊維です。

これらの栄養素は人の身体の仕組みによって作ることができませんから、必ず、食事によって補給しないと病気になります。

確かに、人にとってブドウ糖は最低限の量は必要な物質です。血液中にブドウ糖がないと赤血球は働くことができなくなり、人は死にます。

しかし、ブドウ糖は食事で糖質をとらなくても、たんぱく質や脂質を食べていれば充分な量が確保できるのです。繰り返しになりますが、人体には糖新生という機能があり、アミノ酸や乳酸などからブドウ糖を作り出すことができるからです。

しかも、糖新生の機能は非常に能力が高く、食事による補給がまったくなくても、必要なブドウ糖に不足を生じることは有り得ません。

これは生理学的に確認されていて、科学的に議論の余地のない事実です。

「食事で摂取すべき糖質の必要最小量はゼロ」

世界中の栄養学者にとってこれが常識であり、糖質が減ると病気になるという心配はまったくありません。

日本の栄養学は科学ではない？

日本では、栄養学のレベルが病院によってバラバラだという現状があります。現場の栄養士さんがよく勉強していればレベルが高く、不勉強だと間違いが多いという具合に、あくまでも個人の努力に頼った指導がなされているようです。

これは、栄養士の教育についての認識が低いせいでしょう。

日本においては栄養学の地位が低いように感じます。そのため、科学的に検証されていない事柄を、疑いもしないで堂々と教えてしまうのです。

欧米では栄養学の地位はもっと高く、きちんとした科学として扱われています。人間にとっての栄養とは何か、生理学的にきちんと事実を解明し、病気との因果関係を統計学的に調べてから事実として採用しているのです。

これに対して、日本の栄養学の現状は寂しい限りです。

短期大学の栄養学のコースを卒業すれば、簡単な試験にパスするだけで栄養士の資格を得られてしまうのが実態です。さらに、四年制大学の栄養学コースを出れば、事実上、簡単に管理栄養士になれてしまうのです。

どちらの場合も、教育内容は数十年間、ほとんど変わっておらず、新しく解明された科学的な事実などほとんど教えられていません。

これでは、日本の栄養学は欧米から取り残されてしまいます。

日本と欧米とで、栄養学の地位の差が象徴的に表れているのは、医学教育における態度の違いということなのです。

日本の医学教育には「人間栄養学」が欠けている

欧米の医学教育に詳しい人たちは、日本には「人間栄養学」という学問が存在していないと指摘しています。

確かに、医学部の教育において栄養学の単位はないに等しい状態です。ところが、欧米の医学部において栄養学は必修とされており、人間栄養学を医学教育の一環として必ず学んでいます。医学において栄養学が重要との認識がしっかりとあることがわかります。

例えば、欧米の栄養学のガイドラインには、「未精製の穀物を摂取すること」と明記されており、精製された穀物の危険性を警告しています。糖質摂取が人の健康に深い影響を持っていることは常識的に知られているのです。

イギリスの医学教育で広く教科書として用いられている『ヒューマン・ニュートリション』という本には、次のような記述があります。

「(現代の食事では) でんぷんや遊離糖に由来する『利用されやすいブドウ糖』を大量に摂取するようになっている。このような食事内容は血糖およびインスリン値の定期的な上昇をもたらし、糖尿病、冠状動脈疾患、がん、老化など、多くの点で健康に有害であることが強く指摘されている。農業の発明以来、人は穀物をベースとした食物を摂取するようになったが、進化に要する時間の尺度は長く、人の消化管はまだ穀物ベースの食物に適応していない。ましてや、高度に加工された現代の食物に対して、到底適応しきれていないのである。」(『ヒューマン・ニュートリション　基礎・食事・臨床』第一〇版日本語版、細谷憲政・荒井綜一・小林修平監修、医歯薬出版、75ページ)

糖質の過剰摂取が糖尿病などの現代病の元凶であり、高度に加工された現代の食物、すなわち精白された穀物に人体が適応していないという指摘も、私の持論と一致しています。

欧米の医学界で、糖尿病治療において糖質制限の重要性を早い段階で認められた素地には、食事の重要性への認識と、人間栄養学的な知識を備えたことがあったわけです。

人間栄養学を医学教育で必ず学び、具体的な食材や食事内容が人体の健康に及ぼす影響や病気に対する効果について、きちんとした知識を医学関係者が身につけている欧米の姿勢は正しいと思われます。

ところが、日本の医学教育において人間栄養学はほとんど顧みられておらず、そのような学問があることさえ知らない人が多いのは非常に問題です。

「血糖値を直接上げるのは糖質だけで、たんぱく質と脂質は直接上昇させない」

「脳はブドウ糖だけでなくケトン体も利用する」

こうした、ごく基本的な生理学的な知識を、日本の医師や看護師、栄養士のほとんどが持っていない現状を見るにつけ、早く日本の医学界も人間栄養学の重要性を認識して、医学教育に取り入れるべきだと思わずにいられません。

今後、欧米と同様に、日本の医療においても人間栄養学は極めて重要な位置を占めていくと思います。

それには、日本の医療関係者が人間栄養学の知識を身につけることが第一歩となるはずです。

第5章

正しい知識で糖質制限食への誤解を解く

この章では、今の日本で多く見られる糖質制限食への誤解について、Q&Aの形でまとめました。また、最新の治療法などについての疑問についても、答えています。正しい知識で、糖質制限食への誤解や疑問をスッキリさせてください。

Q：糖質を減らしすぎると体に悪いって本当？

A：カロリー不足のせいなのに糖質不足のせいだと勘違いしているだけです。

糖質制限が健康常識として広まりつつあるのは、非常に喜ばしいことです。けれど、この常識はまだまだ新しく、正しく認識されていない面があります。

そのため、誤ったやり方で糖質制限を行う人も多く、

「糖質制限で体の具合が悪くなった」

と勘違いするケースもあるようです。

そんな勘違いのなかでも、最も多いケースは以下の三つです。

「糖質制限は頭がふらふらする」

「糖質制限はやせすぎる」

「糖質制限は低血糖になる」

こうした誤解をしている人には、共通した誤りがあります。それは、

「カロリー不足と糖質不足を混同している」

ということです。

糖質をまったく食事でとらなくても、健康には影響はない。

これが科学的な事実です。ですから、糖質制限で、頭がふらふらしたり、やせすぎたり、低血糖になったりということは起こりません。

では、なぜ、こうした症状を訴える人がいるのでしょうか。

その答えは簡単です。

糖質制限食のやり方を間違えて、カロリー不足になっているからです。

食事の糖質をいくら減らしても人体には影響ありません。

でも、必要なカロリーは確保しなければならないのです。

糖質制限食を勘違いしている人には、「ただ主食だけ抜けばいい」と思い込んでいる例

がままあります。そして、今までと同じ量のおかずを食べ、ご飯やパンを抜くのです。すると、それまでの食事に比べてご飯やパンの分だけカロリーが足りなくなってしまいます。

これは間違ったやり方です。

正しい糖質制限食では、ご飯やパンなどの糖質の多い食品を抜いた分だけ、ほかのおかずを多く食べて、カロリーを補います。

主食を抜くだけでなく、おかずを増やすわけです。

これをおこたれば、カロリー不足になって当然です。

つまり、糖質不足のせいで健康被害が出たのではなく、カロリー不足のせいで具合が悪くなっただけなのです。

Q：「脳はブドウ糖しか使えない」と栄養士に聞きましたが、糖質制限食は大丈夫なのでしょうか？

A：完全に誤解です。脳はブドウ糖のほかにケトン体も使えます。

栄養という話題で、患者さんが日ごろから最も頼りにするのは医師よりも栄養士でしょう。医療の現場では、生活習慣病の場合、まず私たち医師が「生活を改善してください」と患者さんにいって、運動療法や食事療法の必要性を説明します。

生活習慣病と運動不足、食事内容の関連についての理屈を話すのが、医師の役目になるでしょう。一通りそうした説明が終わると、私たちはだいたいこういうのです。

「じゃあ、詳しい食事のとり方は栄養士に教わってください」

つまり、医師も実際の食事内容については、栄養士に丸投げになることが多いわけです。ところが、栄養士の教えることが正しいとは限らないとしたら、大問題ではないでしょうか。事実、一般的な栄養士の常識には、間違ったものも多いのです。

「脳はブドウ糖しか使えません」

例えば、栄養士がこういうことがあるのですが、これは大きな間違いです。残念ながら、こんな場面はいまだに日本中の病院で現実に起こっているでしょう。

つい最近のテレビの医療番組で、大学で栄養学を教えているという人まで堂々と同じことをいっていたのを聞きました。いまだに、ある大学ではホームページにそう書いているところもあります。

日本の病院で栄養士が「脳はブドウ糖しか使えない」といってしまうのは、栄養士を教育する側の責任でもあるわけです。

しかし、これは科学的に間違いです。世界中の医学・生理学の常識ではこうです。

「脳はブドウ糖だけでなく、ケトン体もエネルギーとして使える」

つまり、先ほどのようにいう栄養士が間違いを犯しているわけです。

栄養士の常識の間違いとして、最も問題なのはこれです。

この誤った常識がまだ生き残っているため、糖質制限食の普及にとって障害となっています。なぜなら、脳はブドウ糖しか使えないと信じ込んでいる栄養士は、こう考えてしまうからです。

「脳のために、必ず、糖質はある程度食べなければならない」

現在のように、糖質制限食の普及に追い風が吹いている時代ですから、栄養士も頭から糖質制限食に反対はしないようです。

その代わり、こんなことをいうようになりました。

「あまり糖質を制限しすぎると、頭がぼうっとしますよ。脳はブドウ糖しか使えませんからね。最低限の糖質は食事でとらないと、脳のエネルギーがなくなります」

そして、「糖質制限はほどほどにしましょう」という結論を出して、こんな指導をするのです。

「ご飯やパンを少しは食べましょう。脳のエネルギーのためにね」

この主張も、もちろん間違いです。「脳はブドウ糖しか使えない」という主張が既に間違っているのですから、まったく論理的ではありません。

既にお話ししたように、誤った糖質制限のやり方をして、頭がぼうっとすることはあります。しかし、その原因は「糖質不足」ではなく「カロリー不足」です。

改善する方法は、誤った常識を持った栄養士のいうように、「主食などで糖質を少しはとること」ではありません。

正しい改善方法は、「糖質の少ないおかずをたくさん食べて、たんぱく質や脂質を増やし、カロリーを補うこと」です。

そもそも糖質制限食を実践している時には、肝臓が糖新生をしてブドウ糖を作っており、常に正常血糖値が保たれるため、「食事の糖質が少ない＝低血糖」という図式は間違っているのです。

日本の栄養学には、多々、問題があります。非常に多くの間違った常識を信じているのが現状ですが、そのために、正しくない食事が広められてしまいます。

一日も早く、欧米並みに科学的な最新知識を学び、栄養学の教育現場に届けてほしいものです。

Q：「たんぱく質や脂質でも血糖値は上がるから、糖質だけ減らしてもあまり意味がない」と栄養士から聞きましたが？

A：間違った古い常識からくる誤解です。

栄養士のなかには、重大な誤解をしている人がいます。

「血糖値を直接上げるのはブドウ糖だけ。たんぱく質や脂質を食べても直接、血糖値は上がらない」

これは科学的に証明されている事実です。

この事実を知らないせいで、栄養士が糖質制限食の意義を誤解するケースが、ままあるのです。

かつて、栄養士が学校で教わった栄養学では、こうなっていました。

「たんぱく質や脂質も血糖値を少し上げる」

これは古い認識で、実は科学的な根拠のない主張でした。その後、欧米では生理学的な研究が進められて、食事のたんぱく質や脂質は直接血糖値を上げないことが確認され、常識となっているのです。

ところが、いまだに栄養学の教育現場ではこの事実を教えず、古い認識をそのままにしているのです。

そんな間違った教育を受けた栄養士たちはこう思っています。

「糖質だけ減らしても、たんぱく質や脂質だって血糖値を上げるんだから、あまり意味がないじゃないの」

こんな誤解をしてしまっては、糖質制限食の意義がわからないのも無理はありません。

科学的に証明されている事実はこうです。

「食事をとったとき、血糖値を直接上げるのは糖質だけ。だから、食事の糖質を減らせば減らすほど、食後の血糖値は上がらなくなる。

血糖値が上がらないから、インスリンもあまり必要なくなる。高血糖も高インスリンもないから、糖尿病にも肥満にも動脈硬化にもなりにくい」

つまり、よいことだらけの糖質制限食の意義は、最初の事実である「血糖値を直接上げるのは糖質だけ」という点にかかっているわけです。

残念ながら、日本の栄養学の教育は遅れています。

栄養学の先生たちは、日本人の健康に深く関与する栄養士を育てるのですから、どうか、常に最新の科学研究の成果を学んでほしいものです。

Q：糖質制限食でひどくやせてしまいました。どうすればいいでしょう。

A：食事のカロリーが低すぎるのかもしれません。

糖質制限食を実践して、やせすぎるという場合がありますが、多くは低カロリーによるものです。糖質制限食には血糖コントロールを改善する効果と共に体重減少効果がありますが、摂取カロリーが充分ならば過度に減少することはありません。その個人における適正な体重で落ち着きます。

ただ、なかには小食タイプの人もいて、結果として低カロリーになり、やせすぎることがあります。

糖質制限食は糖質を減らす代わりに高脂質、高たんぱく質となります。

主食を食べずにおかずばかり食べるわけですが、おかずでカロリーをとろうとするとかなりのボリュームとなるため、満腹するまで食べても充分なカロリー摂取を出来ないケースがまれにあります。

実際、高雄病院に入院された高齢者の二型糖尿病患者さんでは、一食当たり五〇〇kcalのスーパー糖質制限食を全量摂取できない小食タイプがおられました。

高雄病院では、このようなケースでは、間食によってカロリー補給を行うように指導しています。

具体的には糖質の少ないナッツ類やチーズを間食してもらいます。アーモンド、クルミ、ピーナッツなどを二〇～三〇粒程度食べても糖質量は三～五g程度ですから、グルコース・スパイクの心配もありませんし、一日に二回は大丈夫です。

それでもカロリーが不足する場合、通常の糖尿病の人には勧めていませんが、あえて果物の摂取を指導します。

果物の糖質には、血糖をほとんど上げない果糖が含まれており、血糖上昇はでんぷんの多い穀物に比べて、多くの場合およそ半分くらいです。

果物にはブドウ糖やショ糖やエリスリトールなども含まれており、その比率は果物により様々です。

果物のなかでもアボカドならば一〇〇g当たりの糖質量が〇・九gと非常に少なく、カロリーも高いので好都合です。そのほかの果物の場合も、一回当たりの糖質量が一〇g以下ならば、やせすぎの対策として摂取してよいと思われます。

☆糖質量一〇g以下となる目安
いちご七粒、りんご四分の一個、パパイア半個、グレープフルーツ四分の一個、
夏みかん四分の一個、はっさく三分の一個、メロン八分の一個、もも（中サイズ）三分の二個

果物に含まれている糖質のうち果糖は中性脂肪に変わりやすく、体重増加につながりやすい物質です。

また、カロリー不足を補う手段としては、オリーブオイルを積極的に使うことも推奨しています。

糖質制限食でやせすぎる人には、ナッツ類、適量の果物、オリーブオイルの三つをとるように指導するとよいようです。

また、糖質制限食で血糖コントロールも血中の脂質状況も改善したが、手足がしびれると訴えた患者さんがおられました。このケースでは一日の摂取カロリーが一〇〇〇kcalで、

やはり低カロリーによるものでした。

しびれや疲労感などを感じるケースも、エネルギー不足に起因している可能性が高いので、摂取カロリーをチェックする必要があります。

Ｑ：糖質制限食を実行しているのにやせません。どうすればいいでしょうか。

Ａ：倹約遺伝子を持つ人は、カロリーを控えめにすれば大丈夫です。

糖質制限食には肥満解消効果があります。肥満はインスリン抵抗性の増大につながりますから改善が必要であり、糖質制限食の治療効果の一つとなります。

しかし、まれに肥満がある糖尿病の人が糖質制限食を実践してもやせないケースがあります。このようなケースは全体の一割未満で見られ、女性に多く基礎代謝が低いタイプのようです。対策としては、摂取カロリーを少し減らしてみます。

糖質制限食は基本的に、摂取カロリーの制限をしていませんが、体重減少が必要な人で基礎代謝量が低いためやせないというケースでは、「糖質制限食＋カロリー制限」という対応が必要になります。

京都府立医科大学客員教授で医療法人親友会島原病院糖尿病内科部長の吉田俊秀氏によれば、日本人女性の平均基礎代謝量は約一二〇〇kcal／日ですが、個別に見ると六〇〇～二四〇〇kcal／日と、かなりの差があるそうです。

仮に、基礎代謝量が八〇〇kcal／日しかないとすると、一日の消費エネルギーが平均よりも四〇〇kcalも少ないことになり、通常の糖質制限食ではやせにくいのも肯《うなず》けます。そこで、カロリーの制限を行うわけです。

女性なら一〇〇〇～一二〇〇kcal／日、男性なら一四〇〇～一六〇〇kcal／日を目安にします。

このように、基礎代謝量の少ない人の場合、「倹約遺伝子」を持っている可能性が考えられます。倹約遺伝子説はまだ仮説なのですが支持する学者も多いようです。

一九九五年、アメリカのアリゾナ州に居住するネイティブアメリカンであるピマ族に、β3アドレナリン受容体に関する遺伝子に変異が発見され、この遺伝子の持ち主は基礎代謝が低く、糖尿病や肥満になりやすいことが報告されています。

低いエネルギー量で生存可能となる体質であるわけで、「倹約遺伝子」と呼ぶべきものです。

倹約遺伝子は日本人にも比較的多く見られ、脂肪を溜めやすく、消費しにくい体質となります。

倹約遺伝子を持つ場合、通常の糖質制限食だけでなく、カロリー制限も行って肥満解消を図るように指導する必要があります。

また、非常に大食であるため肥満解消できないケースもあります。

このようなケースでは、カロリー制限ではなく、厚生労働省のいう推定エネルギー必要量の食事を指導します。身体活動レベルが低い場合、目安としては、女性で一五〇〇～一七五〇kcal／日、男性で一八五〇～二三〇〇kcal／日としています。

Ｑ：糖質を制限してからイライラするようになりました。

Ａ：炭水化物依存症の可能性があります。

三食ともに糖質を大幅に制限するスーパー糖質制限食（60ページ）を開始した場合、まれに、いらいらしたり、精神的に不安定になったりする人がいます。

そのほとんどは、炭水化物依存症が疑われます。炭水化物依存症は日本では聞きなれない言葉ですが、アメリカでは認識の定着した疾病です。

食事と頻繁な間食などにより、起きている時間の多くで外部からの糖質が入り、血糖値が上昇することで一種の幸福感が得られ、依存が生じます。

三度の食事で普通に糖質を摂取していても、間食をしなければ、一日に一二時間程度は、空腹状態であり、糖新生《とうしんせい》を行います。しかし、日常的に糖質を頻繁に摂取する生活を続けていて、三回の食事のほかに糖質の多い菓子類や飲料を夜中も含めて何度も間食していると、外部から摂取した糖質が血糖に変わるため糖新生を行う時間がほとんどなくなり、肝臓の糖新生の機能が低下します。

そのため、スーパー糖質制限食で糖質のかなり少ない生活をすると、血糖値が低めになり、精神的に不安定になりやすくなります。さらに極端に糖新生の機能が衰えているケースでは、極めてまれに、低血糖を起こすことも考えられます。

ほとんどのケースは低血糖を生じるまでには至りませんから、まず、徐々に糖質の少ない生活に体を慣らし、糖新生の機能の回復を図ります。

対策としては、完全に糖質を制限するのは夕食のみとし、朝昼の食事では主食などを少量摂取する、あるいは三食とも通常の三分の一程度の主食をとるなどがあります。

このように、まずは糖質を少し減らすことから始めれば、一〜二カ月で糖新生の機能が回復することが多いようです。

ただ、炭水化物依存症は、ニコチン依存症と似た面があり、脱却するには実施する本人にかなりの自覚と意志が必要なようです。

Q：糖質制限食をするには、ビタミンやミネラルのサプリメントが必要なのでしょうか。

A：高雄病院式の糖質制限食にはサプリメントはいりません。

糖質制限食に関して、ビタミン不足を心配する声が一部にありますが、私たちがお勧めしている高雄病院式の糖質制限食は、糖質ゼロを目指すわけではなく、野菜を豊富にとりますので、そんな心配はありません。

ビタミンCは人体で合成できませんから、必ず、食品により補給する必要があります。葉野菜やブロッコリー、ピーマン、ゴーヤなどにはビタミンCが豊富で、私たちは積極的にとるように指導しています。

野菜にはある程度の糖質が含まれており、糖質をゼロにすることはできませんが、その割合は低く、かなりの量を食べても一回の食事で糖質量は一〇〜二〇g以下に収まります。この程度ならば、血糖値の上昇もインスリンの追加分泌も少なく、充分な体重減少効果があります。

さらに、海藻類やキノコなども食べられますので、食物繊維が不足するようなこともありませんし、肉、魚、卵なども食べるので、必須アミノ酸や必須脂肪酸、ビタミン、ミネラルなど、必要な栄養素の不足は何もありませんから、サプリメントを服用する必要がないわけです。

ただし、普段、非常に運動をよくする人の場合、こむら返りなどの筋肉痙攣《けいれん》を起こしやすいですから、カルシウムやマグネシウムなどのサプリメントで予防するのは問題ないでしょう。

筋肉の痙攣は、お酒の飲みすぎや体の冷えでも起こりますし、糖尿病の人でも起こりやすくなります。これも原因は血流の悪さにあるのです。

筋肉を司《つかさど》る末梢の神経にカルシウムやマグネシウム、ナトリウム、カリウムなどのミネラルが充分に補給されないと、筋肉に痙攣が起こります。血流が悪いと、ミネラルが届かなくなるわけです。

スポーツのときに痙攣が起こるのは、筋肉が大量の血液を必要とするので、相対的に血流が不足となるからで、サプリメントによって補給することでカバーすることができます。

もっとも、運動量の多い人でもこむら返りが起こりやすいのは糖質制限食を始めた初期だけで、継続しているうちに血流がよくなると、サプリメントなどなくとも、あまり痙攣を起こさなくなります。

結局、糖質以外の栄養素を充分にとる高雄病院式の糖質制限食では、サプリメントなどなくても、自然に身体が健康的になっていくということなのです。

> Ｑ：健康産業の教えている糖質制限食は、健康面で安全なのでしょうか？

Ａ：糖質制限食と同時に低脂肪食を行う点には、少し危険性があります。

近年、健康産業にも糖質制限食が導入されるケースが当たり前になりつつあります。

例えば、急速に業績を伸ばしてきたあるトレーニングジムがそうです。ここはスポーツトレーニングと並行して低糖質食を実行させるプログラムのようですが、私の目から見ると、いくつか気になる点もあります。

推奨している食事は、糖質を少なく抑えるという点では糖質制限食と同じです。しかし、決定的に違う点が二つあります。

一つはサプリメントを推奨していることです。糖質制限食は普通の食品だけで実行可能であり、特別なサプリメントは必要ありません。このジムではスポーツトレーニングをしている関連なのか、各種のサプリメントを積極的に活用するようです。その点が私のお勧めする糖質制限食とは考え方が違います。

もう一つ違うのは、低脂肪であることです。

私の考え方では「糖質を少なく抑えること」だけが糖質制限食の必須条件であり、低脂肪はお勧めしていません。

それどころか、実際上、低脂肪には注意しなければいけないことがあると考えています。それは、糖質制限食でなおかつ低脂肪にしてしまうと、低カロリーになる危険が増すことです。

糖質制限食はカロリーを低く抑えることを目的にはしません。それどころか、低カロリーになると健康にとって悪影響があります。

糖質を減らして、しかも、脂肪まで減らしてしまうと、カロリーを充分にとるにはたんぱく質ばかり食べることになりますから、続けることが難しくなります。

第4章でご説明したように（106ページ）、脂肪が健康によくないという昔の健康常識は既に否定されています。

糖質制限食を安全に実行するために、低脂肪はやめたほうがよいと考えます。

Q：ケトン食って何ですか？　健康によいのでしょうか？

A：普通の人は糖質制限食で充分です。

最近、話題になっているケトン食について少しご説明が必要かもしれません。

サッカー日本代表の長友佑都選手が注目するようになってから、ケトン食が世の中に広く知られるようになりました。

そもそも、ケトン食というのは小児のてんかんの治療食として始まったものです。

その内容は、成分の重さの比率で、脂肪とそのほかの食材を三対一にします。これはカロリーの比率でいうと、脂肪が八七％という、極端に脂肪の多い食事となります。

これが最近、注目されるようになった理由の一つは、小児てんかん以外にも効果があるという研究が増えてきたからです。特に、ケトン食のがんへの効果について研究が進みつつあるのです。

もう一つ、ケトン食が注目されている理由は、スポーツへの効果です。

「ケトン体回路にしたい。ケトン体が燃えやすく、きちんとエネルギー源になりやすい体質になりたい」

と、先ほど紹介した長友選手がコメントしたことから、スポーツに関心の高い人たちがケトン食に注目するようになりました。

けれど、ケトン体を効率よくエネルギー源に出来る体質になるのなら、脂肪比率八七％のケトン食をとる必要はありません。私の推奨するスーパー糖質制限食（60ページ）で充分なのです。

実際、長友選手が実践している食事も、本当の定義通りのケトン食というレベルではなく、むしろ糖質制限食と呼ぶべき内容です。あくまでも、「ケトン体回路にしたい」という食事のようで、逆からいえば、厳しめの糖質制限食を実行していれば「ケトン体回路になれる」ということでもあるわけです。

それに、実際のケトン食は、実行が難しいものです。脂肪比率が極端に高いため、メニューがやや難しいからです。「おいしさ」の点でもなかなか満足できないようです。

がんの患者さんでもない限り、ケトン食をする必要はないでしょう。

Q：ケトン体って何？

A：ケトン体は人のメインエネルギーです。

ケトン体という言葉は、日常会話で今まで使われることがあまりなかったので、よく分からないという人がほとんどでしょう。

ケトン体とは、分かりやすくいってしまえば、脂肪由来の物質で、人の身体のエネルギー源として日常的に使われているものです。

体脂肪が体内で分解されて、ケトン体という小さな粒となり、細胞のエネルギーになるというイメージで理解して下さればいいでしょう。

甘い物を食べるとエネルギーになるので元気になるというイメージが定着しており、糖質が分解されてブドウ糖になり、人のエネルギー源となることを知っている人は多いと思います。

しかし、科学的に解明されている人体の仕組みとしては、糖質よりもむしろ脂質のほうが人体を活動させているメインのエネルギー源であり、糖質はあくまでも補助にすぎません。人体は糖質ではなく、脂質由来の物質をメインにして生きている。

これが、争う余地のない科学的な事実です。

そして、脂質を分解してできるケトン体という小さな粒は、人の細胞が日常的にエネルギー源として使っている、ごくありふれた物質であり、かつ、非常に大切なものなのです。

ところが、日本においては残念ながら、このケトン体について医師でさえメインのエネルギー源だと知っている人は非常に少なく、単に「糖尿病ケトアシドーシス」という病気の原因物質に過ぎないと勘違いしている人も珍しくないのです。

そのため、きちんと病状も確かめずに、血液中のケトン体の値が少し高くなると、すぐに「危険だ」と思い込む医師もいます。

しかし、ケトン体は人の身体にとってごく一般的に存在していて、たとえ濃度が高くなってもインスリン作用がある程度確保されていればアシドーシス（酸性血症、体液が酸性に傾いた状態）など起こさず、健康には何ら問題がないのです。

例えば、最近になって、胎児や新生児の身体のなかでは、ケトン体は非常に高濃度であることが普通だと分かってきました。

二〇一五年に発表された宗田哲男先生の研究によれば、胎児に栄養を供給している胎盤六〇検体では、ケトン体の一つである物質（βヒドロキシ酪酸）の濃度を平均すると、現在の成人基準値の二〇～三〇倍も高かったのです。また、新生児三一二例の場合でも、成人基準値の三～数倍というかなりの高い濃度でした。

つまり、赤ちゃんたちは、ケトン体で育っていることが分かったのです。

宗田先生のこの研究は二〇一六年九月に英文論文として医学雑誌に掲載されましたが、私も共著者の一人です。

ケトン体は人体のメインのエネルギー源であり、自然で安全な物質であることを、ぜひ、理解していただきたいと思います。

Q：ケトン食でがんは治るのでしょうか？

A：まだ研究中の段階ですが、私は有望だと考えています。

ここ数年でケトン体は注目を集めており、数々の医学研究が発表されています。

二〇一五年には権威ある医学雑誌『ネイチャー・メディスン』に「ケトン体が炎症を抑制する」という論文が発表されました。

また、既にご紹介したように、ケトン体をがん治療に用いる研究が盛んに行われています。ケトン体のがんに対する効果は未知数であるものの、かなり有望だと考えられており、私も期待をしている一人です。

もし、将来自分ががんだと分かったら、私はケトン食を始めるつもりでいます。

私は二〇一七年現在で既に糖質制限食を一四年以上続けており、その期間においてはがん細胞の発生や増殖を予防しているはずですが、それでもがんになる可能性はあります。なぜなら、がん細胞はCTなどの画像で発見できる五㎜ほどの大きさに成長するまで、一〇年から二〇年かかると考えられているからです。

例えば、がん検診で五㎜の肺がんが発見されたとしても、それを早期発見とは呼べません。なぜならば、実際には、最初の発生から一〇年以上の時間が経過しているはずだからです。たとえ最新のPET検査で大きさがわずか五㎜で見つかったとしても、実は理論的には早期発見ではないので、転移があるかないかは〝運〟次第です。

私は二〇〇二年に糖質制限食を始めて一五年目ですから、それ以降は、がん細胞の発生をかなり予防できていたでしょう。

しかし、糖質制限食を開始する以前に最初のがん細胞が発生していたとすれば、それが糖質制限食開始までの期間に、ある程度まで増殖していたかもしれません。

つまり、私の身体でどこかの臓器に五㎜の大きさのがんが見つかったとしたら、運よく、転移なしのこともあるでしょうが、既に別の場所に転移している可能性もあり得るわけです。私は高雄病院式の糖質制限食を実行していれば、かなりの程度で、がんの予防になると思っています。

しかし、がんの治療ということになれば話は別で、もしがんになったら、糖質制限食よりもケトン食のほうが有効である可能性は高いと考えられます。

まだ研究段階とはいえ、動物実験ではがん細胞の抑制効果が確認されていますし、既に人に対する臨床実験に入っているのですから、ケトン食の効果に賭けてみるのも悪くないと思われるのです。

既にお話ししたように、ケトン体を高めるケトン食とは、脂質が八七％、糖質が数％という割合になります。

糖質制限食の場合、脂質は五〇～六〇％ですから、これをさらに徹底した食事といえるでしょう。

Q：定期検診では糖尿病予備軍は見つからないって本当ですか？　どうやれば、早く予備軍を発見できますか。

A：隠れ境界型を尿糖検査で発見する方法があります。

糖尿病の予防のためには、なるべく早い段階で糖質制限食を始めるほうがよいでしょう。特に、糖尿病を発症する前の予備軍の段階が肝心です。予備軍のときに糖質制限食を始めれば、糖尿病の発症を防げるからです。

そのためには、予備軍であることを自覚する必要があるのですが、定期検診などで「大丈夫です」といわれても、油断は禁物です。

なぜなら、定期検診では見つからないタイプの予備軍があるからです。

それは、食後だけ高血糖になるタイプの境界型です。

いわゆる糖尿病予備軍には境界型が含まれるのですが、境界型には二つのタイプがあります。一つは食後だけある程度の高血糖があるタイプ、もう一つが食後の血糖値は正常でも、空腹時の血糖値が高いタイプです。

定期検診では早朝の空腹時血糖値しか測らないので、後者のタイプしか発見できません。しかし、境界型の場合、むしろ多いのは前者の食後だけ高血糖のタイプなのです。

このタイプを発見するには、七五ｇ経口ブドウ糖負荷試験を行えば確実です。医療機関などでブドウ糖の溶液を飲み、血糖値の変化を検査するものです。

ただ、原則としてこの試験は境界型の疑いのある人にだけ行うものです。

もし、定期検診などで「大丈夫」といわれた人がこの検査を受けようとすると、保険適用にならず、全額自己負担になります。また、試験のためには半日かかってしまいますし、かなりの手間です。

そこで、簡便なのは、普通に米やパンなどの糖質を食事で食べて、その一時間後に血糖値を調べてもらう方法です。医療機関で頼めば血糖値は調べてもらえますし、七五ｇ経口ブドウ糖試験よりは費用は安価です。

さらに簡単なのは、同じく米やパンなどを食べた一時間後に、自分で尿糖を調べることです。尿糖は市販の検査キットで調べられます。

もし、検査キットで陽性だったら、食後一時間後の血糖値が一八〇㎎／dℓを超えている可能性が高くなります。この場合、定期検診で大丈夫といわれても、食後高血糖タイプの境界型である疑いがあります。早く糖質制限食を始めるようお勧めします。

Q：スタチン剤で血糖値は上がる?

A：スタチン剤には糖尿病のリスクがあります。

血中のコレステロールを下げるスタチンという薬がありますが、これには血糖値を上昇させる困った面があります。例えば、『今日の治療薬2014』(南江堂刊)という医師がよく参照する本にはこんな記述があります。

「大規模臨床試験のメタアナリシスから、スタチンにより、糖尿病の新規発症がプラセボに比較して9%有意に上昇することが示された。また大規模な観察研究であるWHIでも、スタチン使用群で糖尿病の新規発症が多いことが示された」

二〇一五年には、権威ある医学雑誌である『JAMA』に、コレステロールが下がると、スタチンの有無と関係なく、血糖値の上昇につながると示唆する論文が発表されました。

コレステロールは動脈硬化につながると思われがちですが、実は、人体にとって不可欠な重要な物質です。細胞膜の原料はコレステロールですし、男性ホルモンや女性ホルモンもコレステロールを原料としています。脳の乾燥重量の六五％は脂質で、その四分の一はコレステロールです。

このように、人体に不可欠な物質であるコレステロールをむやみに減らす必要があるか、私には疑問です。

ましてや、コレステロールを下げることで血糖値の上昇を招くのですから、少なくとも、スタチン剤で無理にコレステロールを下げる必要はないのではないでしょうか。

スタチン剤の使用は、家族性高コレステロール血症など特殊な病気の場合だけに限るほうがよいと、私は考えています。

Q：食物繊維は本当に栄養がないの？

A：食物繊維は大腸のエネルギー源になります。

食物繊維は人間の栄養になっていないと思われていますが、事実は少し違います。

確かに、食物繊維は人類の身体では直接的にエネルギーとしては使えません。しかし、大腸のなかに住んでいる乳酸菌や酪酸菌など腸内細菌にとってはエネルギー源になります。例えば酪酸菌は食物繊維を分解して、酪酸（短鎖《たんさ》脂肪酸）を産生します。

これが大腸細胞のエネルギーとなるのですが、酪酸が余ると、人間の身体に吸収されて人間のエネルギーとして利用できるのです。

「食物繊維から腸内細菌が産生する短鎖脂肪酸が、大腸細胞のエネルギー源になる」少なくとも現生人類に関する限り、これが生理学的な事実です。実は大腸のエネルギー源は短鎖脂肪酸のみなのです。

よく、「食物繊維はゼロカロリー」と扱いますが、厳密には、食物繊維には〇〜二kcal／gのエネルギーがあるわけです。

エネルギー量に幅があるのは、腸内細菌によって短鎖脂肪酸を得る効率には食物繊維の種類によって差があるからです。

Q：SGLT2阻害剤を飲めば糖質を自由に食べてもいい？

Ａ：糖質を自由に食べていいわけではありません。

二〇一四年に「夢の新薬」として発売されたＳＧＬＴ２阻害剤という薬があります。この薬の作用を簡単に説明すると、二型糖尿病の患者さんの余った血糖を尿中に放出することで血糖値を下げるというものです。インスリンとは関係がありませんからすい臓を鞭《むち》打つ必要がなく、また血糖を捨てることで体重減少の効果もあると注目されました。

ところが、発売当初から問題点が生じました。二〇一五年一月にはこの新薬を服用した人から一〇人もの死亡者が出たことをマスコミが報道しました。高齢者が利尿降圧剤とＳＧＬＴ２阻害剤を併用した結果、脱水症となり、脳梗塞を発症したのです。

日本糖尿病学会は、二〇一四年の六月と八月に、限られた場合にのみ使用するよう勧告しましたが、その後、脱水や腎障害などに注意して使用すればほとんど安全であることがわかりました。

心血管イベントのリスクが高い二型糖尿病患者において、標準治療へのＳＧＬＴ２阻害剤の追加は心血管疾患による死亡、心血管イベント、および全死亡の発症率を低下させることが二〇一五年に報告されましたが、糖尿病治療薬で初めての効果です。

ケトン体上昇による心筋保護作用がそのような効果を生んだとされています。

糖質を自由に食べていいわけではありませんが、一日に約一〇〇g近いブドウ糖を尿中に排泄するので、薬物による糖質制限食という見方もできます。

この薬の評価が高いということは、とりもなおさず、糖質制限食の有効性を示すものといえます。糖質制限食は、食材による外部からの糖質をカットして、血糖値を下げますが、SGLT2阻害剤は、身体内部で産生したブドウ糖を排泄するので、両者併用で、劇的な効果がでることがあります。

Q：昔から米を食べていたのに、なぜ生活習慣病は最近になって増えたの？

A：現代になって、「糖質のとりすぎ」だけでなく「運動不足」が加わるようになったため生活習慣病が増えたと考えられます。

実は、生活習慣病の増加は、「糖質のとりすぎ」に加えて、もう一つの条件があります。

それは、運動不足です。

例えば、日本では弥生時代に稲作が広まって以来、ずっと米をたくさん食べる食習慣が続きました。けれど、明治や大正の頃までは生活習慣病はあまりなかったのです。

ところが、昭和に入り、終戦後になると、次第に生活習慣病が増え始めます。そして、高度成長期以降は激増するのです。

この変化は、ちょうど、日本人の生活パターンの変化と一致しています。

明治や大正、昭和初期の頃、人々の生活は人力に頼っていました。

例えば、家事についてみてみると、炊事や風呂焚《た》きのためにまき割りをしていましたし、生活用水についても井戸から汲んだり手押しポンプで汲んだりと重労働でした。洗たくや掃除についても機械ではなく人力だけで行いました。

また、移動についても、徒歩が普通でした。出勤にしろ通学にしろ足で歩きましたから、一日に一〇㎞や二〇㎞歩くのは珍しくありませんでした。

つまり、今の生活に比べると、格段に運動量が多かったのです。

実は、糖質をたくさんとっていても、運動が多ければ悪影響が小さくなります。

それは人体の仕組みと関係しているのです。

糖質をとると血糖値が上がります。血糖値が高いと全身の血管が傷つきます。そこで、血糖値を下げなくてはなりません。

血糖値を下げるには、インスリンというホルモンが必要なのですが、このインスリンもまた生活習慣病の原因の一つとなっているのです。

インスリンは血糖値を下げる働きだけでなく、脂肪を溜めさせるホルモンでもあります。さらに、インスリンが多すぎると酸化ストレスとなり、やはり血管を傷つけるため、生活習慣病の原因となるのです。

ところが、運動をすると、このインスリンを出さなくても血糖値が下がります。身体を動かして筋肉が収縮すると、インスリンを出さなくても筋肉が血糖を取り込めるのです。

昔は、糖質をたくさん食べた前後、日常的に体を動かしていました。

つまり、米をたくさん食べていた弥生時代から昭和初期までの日本人に生活習慣病が少なかったのは、日常生活における運動量が多かったために、インスリンをあまり出さなくても済んでいたからなのです。

「生活習慣病」＝「糖質のとりすぎ」＋「運動の減少」

このように理解してください。

第6章

糖質制限食で社会は大きく変わる

糖質制限食で社会が変わる

糖質制限食はますます普及していくでしょう。それは、日本社会そのものも変えていくはずです。

直接的な変化はもちろん、生活習慣病の減少です。

糖質制限食は生活習慣病のほぼすべてにプラスの効果があります。生活習慣病を改善するだけでなく、予防効果も期待できることは既にお話ししました。

糖尿病はもちろん、肥満、高血圧、動脈硬化などメタボリックシンドローム、さらにはがんやアルツハイマー病など、現代の日本社会で深刻になっている多くの病気が大きく減るでしょう。

そこから、間接的な効果が現れてきます。

まず、医療費の大幅な削減です。第1章で、その規模が数兆円のケタに達するという試算を紹介しました。

ほかにも経済的な効果が期待できます。

糖質制限食を実践していると眠気が減ります。そのため、仕事の効率が上がるのです。

事実、大阪のタクシー会社では眠気防止のために糖質制限食を取り入れているところがあります。眠気が減ることで交通事故が減ると期待できるからです。

この効果は、もちろんタクシーの場合に限ったことではなく、すべての仕事に現れますから、社会全体に糖質制限食が広がれば日本中に経済効果が現れるわけです。

こうして、糖質制限食は日本社会に大きなプラスの効果を現すと、私は考えています。

また、ライフスタイルの変化も起こるでしょう。

まず、糖質制限食によって高齢者の生活の質が向上します。

例えば、糖尿病の場合を考えてみます。今までは糖尿病になると合併症のリスクが高く、失明や人工透析、足の切断などに至る危険性がありました。しかし、糖質制限食を実行していればこうした合併症にならずに済む可能性が高くなります。

これは糖尿病に限ったことではありません。動脈硬化を防げば、脳梗塞や心筋梗塞を予防することになり、身体が不自由になる危険を減らせるわけです。

つまり、単に長く生きられるだけでなく、元気でいられる時間が長くなるのです。

不自由な体で生きている時間と、健康体で生きている時間は違います。同じ長生きをするのなら、健康体でいたいのは当然です。

このことは、社会全体に影響を与えるでしょう。

現在の日本は長寿社会とはいいながら、かなりの割合の高齢者が不自由な身体や認知症で苦しまねばなりません。ご本人はイキイキと暮らせませんし、誰かの介護が必要になります。

健康体ならば旅行にも行けるでしょうし、趣味も楽しめます。そうなれば、かなりの消費が起こり、経済活動にもプラスになります。

ところが、現状ではそうしたプラスが奪われているわけです。

さらに、誰かが介護しなければならない分、ほかの労働の機会が失われていることになります。もし、介護が要らなくなればそのマイナスがなくなります。

つまり、糖質制限食で健康寿命が延びれば、高齢者の生活の質が上がり、消費の面でプラスの経済効果が現れるとともに、介護による経済的なマイナスが消えるという二重の効果が出るわけです。

もちろん、高齢になっても働く人が増えることになり、労働人口の面からも経済に大きなプラス効果をもたらすことになるでしょう。

糖質制限食は、日本社会の未来を明るく変える可能性を持っているのです。

この章では、糖質制限食が日本社会にどのような変化を与えるか、その展望についてお話ししていきます。

変わり始めた日本糖尿病学会の主流派

今後の糖質制限食をめぐる展望を見る前に、現在の、糖質制限食の立場をきちんと把握しておくべきでしょう。

糖質制限食がここまで普及するには、数々の障害を乗り越えなければなりませんでした。その道のりを簡単に振り返ってみます。

まず、日本糖尿病学会との対立がありました。

学会は、糖尿病の治療食として「カロリー制限食」のみを推奨していました。カロリー（エネルギー）を減らす、脂肪を減らす、この二つがカロリー制限食の特徴です。すると、食事内容は、糖質が六割にもなるわけです。

これに対して糖質制限食では糖質のみを制限すればカロリーを特別に減らすことはなく、脂肪をとることも問題ありません。

つまり、糖質制限食とは、日本糖尿病学会の考える治療食とは正反対の食事だったのです。

そのため、学会の主流派から猛烈な反発が起こりました。

ただ、そうした反発はどれも科学的な根拠がありませんでした。

私は欧米で急速に深められている糖尿病の最新研究を根拠として、糖質制限食の有効性と安全性を訴え続けました。

そして、二〇一二年の日本病態栄養学会年次学術集会で、私は日本糖尿病学会主流派とディベートで対決することになります。

「カロリー制限食」の有効性には根拠がない。ところが、糖質制限食の有効性を示す根拠として有力な研究がいくつもある。

私はエビデンスを示してこう主張したのです。このディベートが分岐点となりました。以降、日本の医学界は明らかに変わり、糖質制限食への理解と普及が広がっていったのです。

そして、決定的だったのが二〇一三年一〇月です。

米国糖尿病学会が糖質制限食を正式に認めたのです。

この意味は非常に大きなものでした。

米国糖尿病学会は二〇〇七年まで糖質制限食の有効性を否定していました。それから、糖尿病についての決定的に重要な研究が数々行われたのです。

米国糖尿病学会は新たに分かった研究事実を検討した結果、糖質制限食を正式に認めたわけです。

これは、糖質制限食の有効性が科学的に証明されたと、米国糖尿病学会が認めたということを意味していました。

これは日本糖尿病学会の主流派の皆さんにとっても衝撃だったでしょう。その日から、反対していた重鎮の学者たちも態度を変え始めました。

かつて大反対されていた日本糖尿病学会の理事長まで、二〇一五年から糖質制限食を取り入れるようになっているのです。

二〇一七年に私は、日本糖尿病学会理事長の門脇孝先生（東大教授）と、渡辺昌先生（『医と食』編集長）を交えて東大医学部で鼎談《ていだん》させていただきました（『医と食』二〇一七年三月号）。

門脇先生は、個人的な考えと前置きされながらも、一人ひとりの患者さんで糖質摂取比率を考慮する方向を目指すのがリーズナブルであるとおっしゃっていました。

東大病院でも二〇一五年四月から糖質摂取比率四〇％の糖尿病食が提供されており、門脇先生ご自身も糖質摂取比率四〇％の緩やかな糖質制限食を実践しておられるそうです。

このように現在では、日本糖尿病学会においても糖質制限食容認派の医師が増えつつあります。

米国糖尿病学会の糖質制限食に対するスタンスの変遷

かつては異端視されていた糖質制限食ですが、今や、正式な糖尿病の治療食として認知されています。

糖質制限食がどのような道筋を辿って認められるようになったのか、そのことがよくわかるのが、アメリカにおける学会の態度の変化です。

そこで、米国糖尿病学会（ＡＤＡ）の糖質制限食に対する立場の変遷をまとめます。

二〇〇七年まで、糖質制限食を全否定。
二〇〇八年　肥満している糖尿病患者に対して、一年間の期限付きで、有効性を認める。
二〇一一年　肥満している糖尿病患者に対して、二年間の期限付きで、有効性を認める。
二〇一三年　一〇月、成人の糖尿病患者の食事療法に関する声明を五年ぶりに改訂し、糖尿病治療食の適切な三大栄養素比率は確立されていないことを明言。そして、それまでの声明にあった、「糖質一三〇ｇ／日が平均的な必要最小量」という文言を削除。

肥満の有無に関係なく、期限も付けず正式に糖質制限食の有効性を認める。
二〇〇八年以降、米国糖尿病学会は数々のエビデンスを検討し続け、十分なエビデンスが蓄積されたと判断し、糖質制限食を認める。

つまり、アメリカの医学界は現在、糖質制限食の有効性と安全性には科学的な根拠があると、正式に表明しているわけです。

もし、誰かが糖質制限食の有効性と安全性に疑問を唱えるのなら、それは米国糖尿病学会にケンカを売るのと同じです。日本糖尿病学会の糖質制限食批判がトーンダウンしたのは、当然というわけです。

糖質制限食の賛成派の歴史

現在、糖質制限食が広まっています。そのことは喜ばしいのですが、糖質制限を取り入れている医師の考え方や方法が様々で、混乱をきたしているようです。

そこで、糖質制限食の賛成派の歴史を、簡単に振り返ります。

一九九九年、糖質制限食を、日本で最初に江部洋一郎医師（高雄病院院長・当時）が取り入れた。同時に釜池豊秋医師も宇和島で実践を開始。

高雄病院では糖尿病治療食として開始し、釜池医師は主として肥満の治療食として実践したという違いがあります。当時この食事療法に名前はまだ与えられていませんでした。

二〇〇一年、高雄病院で江部康二も糖質制限食を始める。

ちなみに、「糖質制限食」と名付けて、この名称を公《おおやけ》に使い始めたのは、多分、私でしょう。

私の糖質制限食のスタンスはこうです。

「糖質は少ないほど効果は高い。けれど、長続きしなければ効果がないので、個人の嗜好や状況に応じて柔軟に対応すべき」。そこで、いくつものパターンの糖質制限食を用意しています。

二〇〇四年、江部康二が日本で初めて糖質制限食の有効例について医学雑誌に論文を発表。

二〇〇五年、江部康二が『主食を抜けば糖尿病は良くなる！——糖質制限食のすすめ』を出版。

糖質制限食の本としては日本初でした。これがヒットし、普及の重要な転換点になりました。以降、「糖質を減らせば糖尿病に有効な食事療法となる」という事実を世の中に広める活動を展開しました。


二〇〇六年、荒木裕医師が「断糖宣言」。

二〇〇七年、釜池豊秋医師が『糖質ゼロの食事術』（実業之日本社）を刊行。

二〇〇八年、坂東浩医師、中村巧医師が約一〇〇〇人を肥満外来で治療して、糖質制限食の有効性を確認して報告。

二〇〇九年、宮本輝氏と江部康二の対談本『我ら糖尿人、元気なのには理由《ワケ》がある。』（東洋経済新報社）が出版される。

有名作家である宮本輝先生が、自身の糖尿病を糖質制限食で克服した体験を赤裸々に語った本書は大きな話題を呼び、糖質制限食が広く知られるきっかけとなりました。

二〇一二年、山田悟医師の『糖質制限食のススメ』（東洋経済新報社）が出版される。

山田先生は「一日の糖質量が一三〇g以内ならばオーケー」という「緩やかな糖質制限食」を推奨しています。

同年、白澤卓二医師も糖質制限食の一般書を刊行。

二〇一三年、夏井睦医師の『炭水化物が人類を滅ぼす』（光文社新書）が出版される。

この本が大ヒットとなります。夏井先生は外傷治療法である「湿潤療法」の権威ですが糖質制限食の実践者で、独自の視点から研究をされています。

二〇一五年、宗田哲男医師の『ケトン体が人類を救う』（光文社新書）が出版される。

宗田先生は産婦人科医です。この本では胎児のケトン濃度が極めて高いことを示しました。ケトン体の安全性を明らかにした重要な著作でした。

以上が、日本での糖質制限食の普及に関連した歴史です。

このように、糖質制限食に賛成し、推進している医師についても、この治療食を始めた時期や考え方に違いがあることを理解しておく必要があるかもしれません。

健康寿命が延びる

では、ここからは、糖質制限食が社会に今後どのような変化をもたらすのか、私の考え方についてお話ししていきましょう。

まず、私が挙げたい重要な変化は、糖質制限食の普及で、これからの高齢者のライフスタイルが大きく変わることです。

それというのも、糖質制限食の普及により健康寿命が延びるからです。

現在の高齢者を苦しめている病気のほとんどが糖質制限食により予防できるため、これからの日本では元気な高齢者が増えます。

がん、心疾患、肺炎、そして脳血管疾患、これら四大死因はすべて糖質制限食により、かなりの部分について予防効果が期待できます。

また、糖尿病についてもほとんどの部分で合併症予防効果が期待できますし、認知症についてもかなり予防が可能です。

そのほか、糖質制限食では骨の老化も予防できるのです。

骨というと、カルシウムでできているというイメージでしょう。でも、実際にはかなりの部分がたんぱく質です。コラーゲンというのがそれで、カルシウムをたんぱく質が覆う形で骨に弾力を与えています。

ところが、血糖値が高い人の場合、このコラーゲンの部分に糖質がくっつき、ＡＧＥｓ（66ページ）という厄介な物質になります。そうなると、骨は弾力を失い、折れやすくなるのです。

高齢者になると骨が脆《もろ》くなるのは、カルシウムが足りないだけでなく、高血糖のせいでもあるのです。

骨が脆くなると変形しやすくなり、体のあちこちで神経を圧迫して痛み始めるわけです。

逆に、糖質制限食では、こうした骨の変形による痛みなども予防できるわけです。

糖質制限食では、四大死因や糖尿病とその合併症、さらには認知症や神経痛も予防できる。そうなると、高齢者を苦しめている病気のうち、糖質制限食で予防や改善が期待できない病気のほうが少ないというべきかもしれません。

実際、糖質制限食で予防や改善が期待できないのは、一部の感染症くらいのものです。例えば、胃がんはヘリコバクター・ピロリ（ピロリ菌）の感染が原因ですし、子宮頸がんはパピローマウイルスの感染によるものですから、糖質制限食でも効果はありません。このほか、B型やC型肝炎もウイルスが原因ですから、糖質制限食には効果が期待できない病気です。

これら、一部のがんや肝炎などを除けば、ほとんどの病気について、糖質制限食で予防や改善が期待できます。

今のところ、糖質制限食の予防効果については、きちんとした医学論文はまだ少ないのですが、私の感触では、高齢者を苦しめている慢性的な病気の九割は糖質制限食で予防効果があると思っています。

健康寿命が延びることにより、高齢者のライフスタイルが変わります。それに伴って、様々な経済活動の変化が起こるでしょう。

今までのように、介護の必要な人は減り、代わりに旅行やスポーツなどの娯楽に費やす時間や費用が増えるはずです。

また、高齢になっても元気に働く人も増えます。労働市場は高齢者の労働力も活用するように変わるでしょう。

このように、健康寿命が延びることは、様々な明るい変化を日本にもたらすのです。

糖質を食べなければ食後の眠気はなくなる

次に注目したいのは、生活習慣の変化が、日常的なレベルで起こるということです。

糖質をとると血糖値が大きく変動しますが、血糖値の急激な上下動は、意外なほど、大きく心理を不安定にしています。

例えば、食後に眠くなる経験を、皆さんがなさっているでしょう。あまりに日常的な出来事なので、食事をとると眠くなるのを当たり前だと思っている人も多いかもしれません。

しかし、これは当たり前ではなかったのです。

実際、糖質制限食を実践すると、食後の眠気がなくなります。北九州市で学習塾を経営している三島学さんという方が糖尿病の治療として糖質制限食を始め、血糖値が正常になったのはもちろん、食後の眠気がなくなったそうです。

そこで、ご自分の指導している子供たちにも勧めたところ、やはり食後の眠気がなくなり、勉強がはかどるようになって、偏差値が平均で九も上昇したと教えてくれました。

また、湿潤療法を世に広め、『炭水化物が人類を滅ぼす』（光文社新書）の著者としても有名な形成外科医の夏井睦先生と私は対談したことがあります（『医療の巨大転換《パラダイム・シフト》を加速する』東洋経済新報社）。そのとき先生も、糖質制限食を試したところ、それまで習慣だった食後の昼寝が必要なくなり、驚いたとおっしゃっていました。

こうした事実から、食事をしたから眠くなるのではなく、糖質をたくさん食べたので眠くなっていたとわかります。タクシー、トラック、バス運転手など職業ドライバーが糖質制限食を実践すれば、眠気がなくなり、交通事故が激減すると思われます。

考えてみれば、単に食事をしたからといって必ず眠くなるというのは、おかしな話です。

人類がまだ狩猟採集生活をしていた頃、食事をするたびに眠気に襲われていたのでは大型の肉食獣の餌食になりかねません。そんな危険な特徴をもし持っていたのなら、人類は今日まで生き残れなかったはずです。大量の糖質を口にすることのない大昔の人々には、食後の昼寝など必要なかったと考えるのが自然でしょう。

つまり、食事そのものが原因なのではなく、現代の糖質を大量に食べる生活が眠気を起こさせ、頭をぼうっとさせていると、考えられるわけです。

眠気や頭をぼうっとさせるという事実を見てもわかるように、糖質過剰による血糖値の大きな変動は、精神に好ましくない影響を与えているのです。

意外な経済効果をもたらす可能性

糖質制限食の普及により、医療費の削減効果のほかにも経済的なプラス面があるかもしれません。

現在、糖質制限食が普及しつつあり、食品産業では糖質制限食を便利にする新しい商品が次々と開発されています。

大豆粉を使った麺類やパンなど低糖質の代用主食、エリスリトールを使った血糖値を上昇させない甘味料、それを使った糖質制限をしている人でも口にできるお菓子類、あるいは糖質ゼロの発泡酒など、これまでとはまったく違う、新しい商品が市場に現れているのです。

また、外食産業では糖質制限食を導入する動きも始まりつつあります。

このように、新しい商品の開発が、長くデフレで苦しんでいた日本経済を活性化させるかもしれません。

しかも、糖質制限食に関連する商品には、海外へと輸出できる可能性があります。

実は、経済発展が著しい中国や東南アジアでは糖尿病が急拡大しています。

私がこれまで出してきた糖質制限食を紹介する本も、韓国や台湾などで翻訳出版され版を重ねていますし、アジア圏で糖質制限食に対する興味を持つ人が増えていることは事実です。

また、アメリカやヨーロッパでは既に糖質制限食はかなり認識が広まって定着しつつあり、スウェーデンなどはもう成人の三割が糖質制限食を実行しています。

このように、海外で糖質制限食を実践する人が増加しているのですから、日本で開発された糖質制限食関連の商品は、そうした国々で市場を獲得する可能性があるわけです。

また、糖質制限食が国内で広がれば、労働の効率を上げるかもしれません。

既にお話ししたように、糖質制限食をしていると食後の眠気がなくなります。今までは昼食後にぼうっとしたり眠くなったりして下がっていた仕事の効率がアップする可能性は大いにあります。

実際、先ほども述べた通り、学習塾では糖質制限食により偏差値が上がったという話もありますし、企業の効率もよくなると期待するのは無理ではないでしょう。

先進諸国に比べ低水準にとどまっている日本の一人当たりＧＤＰを押し上げる効果も期待できるでしょう。

新しい商品による国内経済の活性化、海外市場の獲得、企業効率のアップなど、糖質制限食には意外な効果もありそうだと思うのです。

日本農業に変革を促す

あくまでも将来的な話ですが、仮に糖質制限食が日本に大きく普及して、実践する人が大幅に増えたとすると、日本農業との共存が問題になると考えられます。

糖質を制限すると、どうしても米や小麦などの穀物の需要が下がり、現在のような稲作中心の日本農業は転換を迫られるからです。

ただ、稲作の必要性が小さくなれば日本の農業がダメになるかというと、そんなことはありません。穀物の需要が下がっても、それによって減った分だけ、別の食品でカロリーをとることになるからです。

糖質を減らした場合、脂質やたんぱく質を増やして補いますが、栄養学の観点から見れば、特にたんぱく質の確保が重要になります。

たんぱく源となる食品としては、豚肉や牛肉、鶏肉がありますが、これらは生産の効率が非常に悪くなります。なぜなら、こうした畜産では主な飼料が穀物であり、一kgの畜肉を生産するのに四～一一kgの穀物を必要とするといわれているからです。

つまり、今まで直接穀物を食べることで摂取していたカロリーを、単純に畜肉で補おうとすれば、一〇倍の穀物を飼料として生産しなければならなくなるということです。

これは非常に効率が悪く、現在の世界的な農業事情から考えれば実現不可能でしょう。

そこで、有望だと思われるのが大豆です。大豆は豊富にたんぱく質を含んでいて、穀物と比較しても、カロリーベースの生産効率は悪くありません。

日本の農業についていえば、現在の稲作から大豆生産へとシフトして、穀物需要の低下をたんぱく源である大豆の需要拡大で補えばいいと思うのです。

実は、既にたんぱく源の確保は世界中で問題になっており、近い将来の深刻なたんぱく質不足に向けて、各国が対策を急いでいるところです。例えば、効率のよいたんぱく源開発として、昆虫食が有望という意見もあります。

これは将来の話ではありますが、日本農業の変革について、今のうちから考えておくことは、必ず将来の役に立つはずです。

食品、外食に対する需要の変化

最後に指摘したい重要な変化は、糖質制限食の普及に伴って食品に対する見方が確実に変わってきていることです。その変化による経済効果をＮＨＫは、二〇一六年七月二〇日放映の「クローズアップ現代プラス」で三一八四億円と試算したようですが、事実、外食産業などに新しい動きが見られます。

例えば、大手ファミリーレストランのガストでは、糖質制限メニューを出しました。同様に、外食チェーンでは糖質制限に配慮したメニューが続々と出ていて、こうした流れは今後も続くでしょう。

また、コンビニエンスストアでは、糖質制限食に積極的な対応をする動きが見られます。特に、ローソンでは早くから低糖質のパンを出していて、売り上げが好調のようです。

さらに、こうした流れを受けて、食品産業も新しい商品の開発に乗り出しています。例えば、練り物やおでんだねのメーカーとして有名な紀文では、糖質ゼロ麺を出しました。これは、小麦粉で作られている通常の麺類の代用となる糖質制限用の食品です。

また、大手ビールメーカーでは、どこもこぞって糖質ゼロの発泡酒を出しており、既に定番となっています。

先ほどふれた糖アルコールのエリスリトール（120ページ）を主成分とする糖質ゼロの天然由来甘味料「ラカントS」（サラヤ）は、ここ五年間（二〇一二〜二〇一六年）で売り上げが約五割増になったそうです。

こうした、食品や外食の業界における糖質制限食への対応は、まだほんの序の口といったところです。

これからの日本では、糖質制限の巨大市場が形成されていくことは必至です。今後、糖質制限への利便性を考えなければ、食品・飲料や外食の業界は成り立たないところまで行くでしょう。

もし、糖質制限食を一時のブームだと思っている業界の関係者がおられるのなら、早く認識を改めたほうがよいのではないでしょうか。

外食の糖質制限メニューへの要望

最近では、うれしいことに、街のレストランなどで糖質制限食のメニューを用意してくれるところが増えています。

そうした糖質制限メニューをよりよくするために、二つ、ご提案があります。

一つ目は、なるべく糖質量の表示をしてほしいということです。

糖質制限食は、糖質の量によって効果も目的も変わってきます。糖尿病の人もいれば、少し体重が気になるくらいの人も来るでしょう。糖質量に合わせてメニューを選べるようにしてもらうと、お客さんの側では便利なわけです。

できれば、糖質制限食としての基準となる糖質量をお客さんの側に示し、そのうえで、お店のメニューの糖質量も書いてあれば、さらに親切だと思います。

二つ目は、目的に合わせた糖質制限の違いを出すと、さらに、お客さんにとって便利だろうということです。

糖質制限食と一口にいっても、その制限のレベルにはいくつかあります。

まず、国際的に認められている糖質制限食の基準は、次のようになります。

一日の糖質量が一三〇g以下の食事を低糖質食（糖質制限食）と呼ぶ。

一日に一三〇g以下ですから、単純に三食で割れば、一回の食事は四三g以下ということになります。

そこで、山田悟医師の提唱する緩い糖質制限食（「ロカボ」）の場合は、一食当たりの糖質量の目安を二〇～四〇gとしています。これはダイエット目的ならば十分な糖質制限になりますが、糖尿病の患者さんには少し緩すぎるかなと思われます。

私の場合、一回当たりの糖質量の目安を二〇g以下としています。ダイエットはもちろん、糖尿病の患者さんでもこの糖質量ならば、問題ありません。

このように、糖質量によってダイエット目的か、糖尿病の治療目的なのかが分かれてきます。

できれば、この違いを意識して、糖質制限メニューを開発していただければ、さらに利便性が増すでしょう。

レストランの側が糖質量をここまで意識して表示してくれれば、お客さんの側は自分の責任で判断できるということなのです。

糖質制限をターゲットにした食品が急増中

二〇〇五年に『主食を抜けば糖尿病は良くなる！——糖質制限食のすすめ』を出版し、私が日本社会に糖質制限食を初めてご紹介したときは、まだこの食事は異端でした。

当然、糖質制限を目的とした商品などまったく皆無で、この食事を実行するなら自分で工夫するしかない状況だったのです。

幸い、最初の著書はヒットし、二年後にレシピ集を出版したのですが、糖質制限を目的とした商品をご紹介しようとしても、めぼしい商品はアサヒビールの糖質ゼロ発泡酒「スタイルフリー」くらいのものでした。

あれから一〇年ほどが経過し、糖質制限が定着して、糖質オフや糖質ゼロをうたい文句にした商品が小売店の棚に数え切れないほど並んでいます。

糖質制限のための商品などない不便な時代から実践していた人ならお分かりになるでしょうが、本当にいい時代になりました。

ただ、今では商品が乱立状態になり、かえって混乱も起こっています。

糖質制限食品で広がるビジネスチャンス

最後の項では、私が作った京都高雄倶楽部という会社についてご紹介します。糖質制限食品の変遷について、わかりやすく事実をまとめるための具体例だとお考えください。

高雄倶楽部というのは糖質制限食に適した食品を提供する通販サイトです。高雄倶楽部は糖質制限食の食品開発に関して、日本におけるパイオニアだといえるでしょう。

ここの商品については、開発から流通まで私が監修していて、糖尿病患者でもある私が必ず実際に試食し血糖値を測定し、効果や安全性、そして味についても確認してから商品化しています。

私が初めて糖質制限食の本を出版した二〇〇五年当時は、本当に糖質制限食に適した商品は世の中にありませんでした。

社会には食品があふれています。野菜や魚、肉といった食材だけでなく、冷凍食品やインスタント食品、調味料やレトルト食品、缶詰、瓶詰など、様々な食品があります。

肉や魚、野菜などは糖質の少ないものを選ぶのはさほど難しくないのですが、あの当時、それ以外の食品の場合は、糖質抜きというものは極めて少なかったのです。

糖尿病の患者さんたちのために、糖質の少ない食品を提供しなければならないと考え、私は自分で商品を出すことにしたわけです。

それが二〇〇六年に創設した高雄倶楽部でした。

高雄倶楽部では商品の開発から始めなければならなかったのですが、これが苦闘の連続でした。あの頃も今も、私自身が食品を食べて確かめるのですが、なによりも、美味しく作るのが難しかったのです。

また、商品のラインナップも少なくて、なかなか、糖質制限食を実行している人たちのニーズに応えられませんでした。

転機となったのが、高雄病院での糖質制限食の給食でした。日々の糖尿病入院患者さんの食事を提供するうちに、味の調節や食品のラインナップを揃える実力が備わってきたのです。糖質制限給食専用のパンも高雄倶楽部で開発しましたが、患者さんに美味しいといってもらえるまで二年かかりました。

ちょうどその頃、糖質制限食に注目が集まるようになり、様々な企業が糖質制限食の商品に参入してきました。

参入してきた企業は、高雄倶楽部に商品を扱ってほしいと頼んできますが、それらの多くは小さな企業です。まだまだ糖質制限食の商品は、一般の食品に比較すると市場規模が小さいため、大企業にとっては本腰を入れて参入しづらかったのだと思います。

ところが、小さな企業は比較的、小回りが利きます。

例えば、大手の菓子メーカーでは、砂糖を使わない菓子の開発をしようとしても、自社の主力は砂糖を使った菓子なのですから、どうしてもイメージ的に矛盾が生じます。一方で糖質たっぷりの菓子を売っておいて、他方で糖質制限の菓子を開発しても、「健康によい」と宣伝すれば、「おまえのところは、糖質たっぷりの菓子も売っているじゃないか」といわれてしまうわけです。

そのため、大手企業で早くから糖質制限の商品を出すことができたのは、酒類メーカーばかりでした。元々、酒類には糖質の含有量が比較的少なく、糖質ゼロの商品を出しても、企業イメージ的に矛盾とは見えにくいからです。

このように、高雄倶楽部に参入してくれるのは、小さな食品メーカーが中心でしたが、次第に熱心な企業が増えていったのです。

例えば、街のケーキ屋さんや、地方の老舗企業などが、糖質制限の商品という新しい分野にチャレンジしてくれるようになりました。

高雄倶楽部の規模は順調に拡大していき、通販とネット通販を主に、今では年商八億円に達しています。最初は、高雄病院の外郭組織だったのですが、今は独立した会社になっていて、従業員もいます。

今では、糖質制限の商品を大手企業も出し始めていて、糖質制限食の実践者にも食品を自由に選べる利便性が出てきています。

かつては、糖質制限食の実践者が食品を選ぼうにも選べない状況で、やむを得ずに作った高雄倶楽部ですが、糖質制限食の普及という意味では大きな貢献を果たしたと自負しています。

けれど、まだまだ正しい糖質制限への理解は深まっているとはいえず、糖質量の表示や情報の不確かな商品もあるのが現状です。

そのため、質のよい糖質制限商品へのニーズはまだまだあるようです。

高雄倶楽部の商品は、一般の糖質制限食品に比べると少し高価な傾向がありますが、品質だけは保証できます。

なにより、すべての商品について、私が実際に食べて調べています。私自身が糖尿病であり、糖質制限食の実践者ですから、私が食べて血糖値の上がらない商品は自信をもって「大丈夫」だと保証できるわけです。

こうした安心への信用があるため、これからも高雄倶楽部はおおいに存在意義があると思っています。


糖質制限食の商品を開発して広めるときに、何に注目し、何に配慮するべきなのか、私自身の商品開発の思い出が少しでもヒントになればと思い、お話ししてきました。

皆さんのビジネスにも役立てていただけたら大変うれしく思います。

これからの日本では、もっと多くの糖質制限食品が開発され、もっと大きな需要にこたえるようになるはずです。

正しい知識が広まれば、ますます糖質制限食が普及するからです。

糖質制限食のさらなる広がりで、明るく楽しい未来が開けるようにと願っています。

【著者紹介】

江部康二（えべ　こうじ）

医師。一般財団法人高雄病院理事長。一般社団法人日本糖質制限医療推進協会理事長。江部診療所所長。

1950年生まれ。1974年京都大学医学部卒業。1974年から京都大学胸部疾患研究所第一内科（現京大呼吸器内科）にて呼吸器科を学ぶ。

1978年から高雄病院に医局長として勤務、漢方を学ぶ。その後、「高雄病院アトピー学校」と呼ばれる入院教育プログラムを発足。アトピー・気管支ぜんそく・花粉症などの患者も多数診察。

1999年高雄病院に糖質制限食を導入。2000年理事長に就任。2001年から糖質制限食に本格的に取り組む。2002年に自身が糖尿病であると気づいて以来、さらに糖尿病治療の研究に力を注ぎ、「糖質制限食」の体系を確立。これにより自身の糖尿病を克服する。

2004年、日本で初めての糖質制限食の学術論文として江部康二他「糖尿病食事療法として糖質制限食を実施した3症例」を『京都医学会雑誌』(51(1)：125–130、2004年）に発表。2005年、日本で初の糖質制限食の書籍『主食を抜けば糖尿病は良くなる！——糖質制限食のすすめ』を刊行し話題となる。

2012年、第15回日本病態栄養学会年次学術集会のディベートセッション「糖尿病治療に低炭水化物食は是か？非か？」の是側の演者として登壇。公的な場での日本で初めての糖質制限食に関するディベートとなる。

これまで（2017年現在）高雄病院などで4000人を超える症例を通じて、糖尿病や肥満、生活習慣病、アレルギーなどに対する糖質制限食の画期的な治療効果を証明し、数々のベストセラーを上梓。

2013年、日本糖質制限医療推進協会を立ち上げ、理事長に就任。

最近では、がんなどに対する糖質制限食の予防・治療効果についても研究。一般向け、医療関係者向け講演会も行っている。

江部康二の糖質制限革命
医療、健康、食、そして社会のパラダイムシフト

2017年4月20日　第1刷発行
2020年3月26日　第4刷発行

著　者——江部康二
発行者——駒橋憲一
発行所——東洋経済新報社
〒103-8345　東京都中央区日本橋本石町1-2-1
電話＝東洋経済コールセンター　03(6386)1040
https://toyokeizai.net/

装丁・本文デザイン……泉沢光雄
カバー写真…………Biwa Studio/Stone/Getty Images
DTP・図表……………タクトシステム
印　刷………………東港出版印刷
製　本………………積信堂

ISBN 978-4-492-76234-9